Martina Kahlert

Der Lebenskraft neue Wurzeln geben!

Außergewöhnliche Wege für eine neue Balance nach einer schweren Krankheit

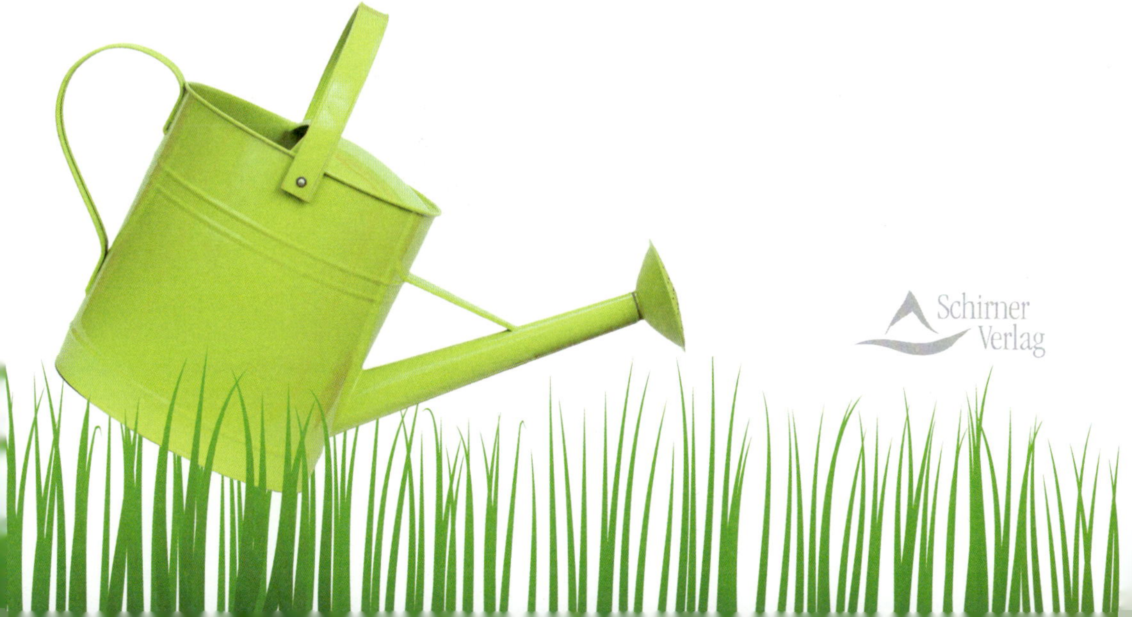

Schirner
Verlag

Die Ratschläge in diesem Buch sind sorgfältig erwogen und geprüft. Sie bieten jedoch keinen Ersatz für kompetenten medizinischen Rat, sondern dienen der Begleitung und der Anregung der Selbstheilungskräfte. Alle Angaben in diesem Buch erfolgen daher ohne Gewährleistung oder Garantie seitens der Autorin oder des Verlages. Eine Haftung der Autorin bzw. des Verlages und seiner Beauftragten für Personen-, Sach- und Vermögensschäden ist ausgeschlossen.

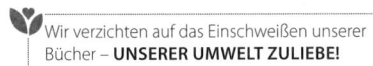

Wir verzichten auf das Einschweißen unserer Bücher – **UNSERER UMWELT ZULIEBE!**

ISBN 978-3-8434-1428-9

Martina Kahlert:
Der Lebenskraft neue Wurzeln geben!
Außergewöhnliche Wege
für eine neue Balance
nach einer schweren Krankheit
© 2020 Schirner Verlag, Darmstadt

Umschlag: Simone Fleck, Schirner,
unter Verwendung von # 51704134
(© Lana Langlois) und # 1019159758
(© Mr.Thanakorn Kotpootorn),
www.shutterstock.com
Lektorat: Katja Hiller, Schirner
Layout: Simone Fleck, Schirner
Printed by: Ren Medien GmbH, Germany

www.schirner.com

1. Auflage Mai 2020

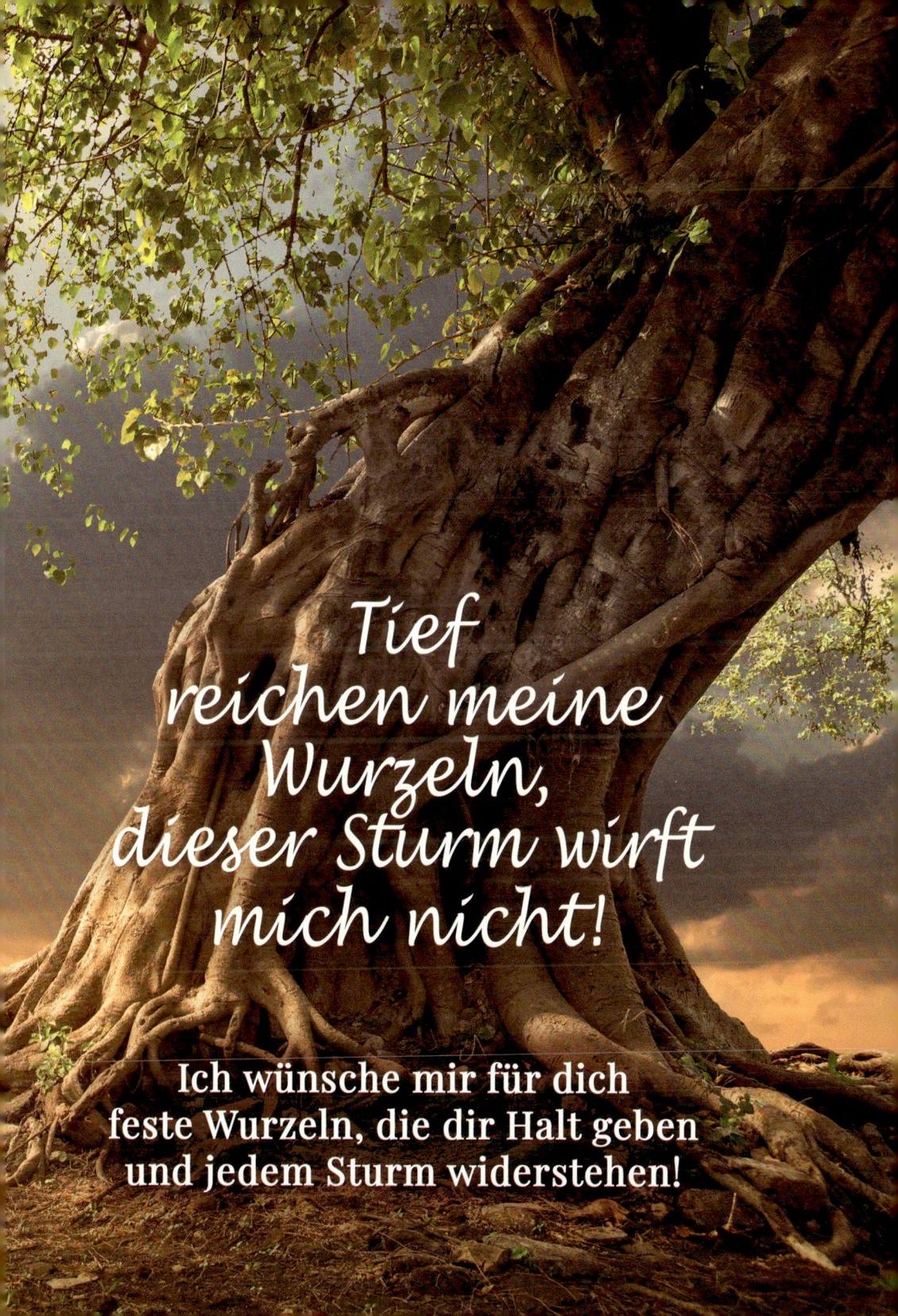

Tief
reichen meine
Wurzeln,
dieser Sturm wirft
mich nicht!

Ich wünsche mir für dich
feste Wurzeln, die dir Halt geben
und jedem Sturm widerstehen!

Inhalt

Für Svenja,
Simone
und Miriam

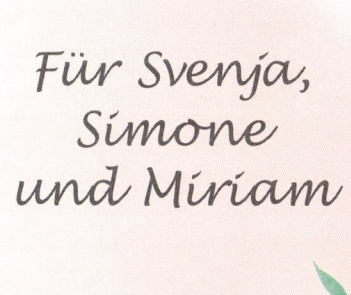

Wenn dein Leben
hohe Wellen schlägt

Stelle dir vor, wie du auf einem stillen See in einem kleinen Boot unterwegs bist. Das Wasser ist ruhig – vielleicht so wie dein Leben. Gleichmäßig und ganz sanft bewegt es sich in feinen Wellen, schwappt ans Ufer und umspielt zart dein Boot. Vielleicht bist du mehr Bewegung in deinem Leben gewohnt, kennst das Auf und Ab der Wellen nur zu gut und liebst dieses Spiel durchaus. Wie auch immer deine Ausgangssituation ist, wie aus dem Nichts plumpst ein großer Felsbrocken in die glatte Beschaulichkeit deines Sees. Wellen breiten sich kreisförmig aus – so stark, dass sie jedes Gleichmaß des Wassers durcheinanderwirbeln. Selbst wenn du es gewohnt bist, durch höhere Wellen deines Lebens zu steuern, kann es sein, dass du nun an deine Grenzen kommst. Weitere Steine fallen in den See – einer nach dem anderen. Dramatisch hohe Wellen überlagern sich, und du kannst kaum noch die Balance in deinem Boot halten. Doch dann, ganz langsam, werden die Wellen wieder flacher, aber du bist weiterhin vorsichtig und aufmerksam. Ein Paddel ist verloren, und Wasser steht im Boot. Dein Herz schlägt dir bis zum Hals, und du bist dir nicht mehr sicher, ob du es noch bis ans Ufer schaffst.

Genau so können lebensbedrohliche Krisen, schwere Krankheiten oder andere Wendemarken in unser Leben »fallen«. Ein Herzinfarkt, ein Unfall, eine tiefe Lebenskrise oder, wie in meinem Fall, eine Krebserkrankung. Dieses Ereignis ist für jeden Menschen immer die größtmögliche Herausforderung. Viele Menschen, die eine körperliche Erkrankung überstehen müssen, stellen schnell fest, dass aus dieser Erfahrung auch eine seelische Krise werden kann. Wenn der Lebenssinn und die Lebensfreude zwischen Therapie und Genesung verloren gehen, kommt zur großen körperlichen Anstrengung oft noch eine geschwächte seelische Widerstandskraft hinzu. Nicht selten ist es auch genau umgekehrt, dann führen tiefe Erschöpfung, Traurigkeit und Leiden, verursacht durch seelische Wunden, zu körperlichen Krisen. Alle Aspekte des bisherigen Lebens geraten durcheinander, kein Stein bleibt auf dem anderen, und es gibt eine Zeit, in der nichts mehr so ist, wie wir es gewohnt sind. Ein Vakuum entsteht, und dieser luftleere Raum unter unseren Füßen kann einfach nur erschreckend sein – oder aber die Chance für einen Neuanfang in sich bergen.

Als mir die eigene Verletzlichkeit, körperliche Einschränkungen, vielleicht sogar das Sterben 2014 ganz nah waren, war die Gefahr für mich und meine Familie mehr als greifbar. Diese Situation hat dennoch auch den Raum kreiert, den es brauchte, damit ich mein Leben neu gestalten konnte. Meine tiefe Krise war eine Krebserkrankung, und die Erinnerung daran, wie verletzlich mein Körper ist und mit welcher Stärke ich doch mit dieser Situation zurechtkam, berührt mich heute – nach all den Jahren – noch sehr.

Vielleicht hast du eine ähnliche Herausforderung zu bewältigen? Oder ein lieber Mensch in deinem Umfeld ist betroffen? Dein einziger Wunsch, dass alles ein riesiger Irrtum ist und dass es sich wie von Zauberhand in Wohlgefallen auflöst, hat sich nicht erfüllt? Dann möchte ich dir gern helfen. Der große Schreck der ersten Stunden verbindet sich schnell mit den vielen Fragen, die sich nun auftun. So war das auch für mich. Ich habe die Hilfe anderer Menschen gebraucht und mir diese gern an meine Seite geholt.

Die Krise ist der Wendepunkt!

Dieses Buch beginnt an dem Tag, an dem du aus dem Krankenhaus gehst, oder wann immer es dir in die Hände fällt. Es soll dir helfen, Antworten auf deine drängenden Fragen zu finden, dich in deiner Angst begleiten, ein Stück weit auffangen und dich dabei unterstützen, gute Entscheidungen in deinem Heilungsprozess zu treffen. Ich wünsche mir für dich aus vollstem Herzen, dass du die Jägerin oder der Jäger bist – und nicht das Opfer deiner Erkrankung oder Lebenskrise – und dass der Schatten seine Beute verliert. Dass er dich loslassen und unverrichteter Dinge von dannen ziehen muss. Wenn ich dir dabei auch nur ein klein wenig helfen kann, habe ich meinen Beitrag in dem mir geschenkten Leben geleistet – und das tue ich von Herzen gern.

Beruflich arbeite ich schon lange in den Bereichen von Ängsten und tiefen Gefühlen. Auch meine persönlichen Erfahrungen habe ich hier einfließen lassen. Es geht mir darum, dir zu zeigen, wie du wieder stark wirst. Ich schreibe dies, weil es unglaublich wichtig ist, dass du die Zügel für dein Leben wieder in die Hand nimmst, und es wäre töricht, alles beim Alten zu belassen. Die Geschichte, die dich und dein Leben aus den Angeln gehoben hat, kann etwas Gutes haben. Wenn alles, was wir als gegeben und selbstverständlich ansehen, einen anderen Anstrich erhält, plötzlich in anderen Farben erscheint, kann es bedrohlich erscheinen. Aus meiner Sicht jedoch offenbaren diese neuen Blickwinkel auch eine echte Chance.

Wenn du jede einzelne Farbe deines Lebens würdigen kannst, können sich überholte Verhaltensweisen sanft verabschieden, und dein Raum, in dem alles möglich ist, öffnet sich. Ein Neuanfang ist jetzt genau das Richtige. Deine Sicherheit musstest du schon aufgeben – was also soll dich noch aufhalten? Mit erprobten heilsamen Übungen, viel Wissen, einfachen Hilfsmitteln und noch mehr Herz helfe ich dir dabei, deine Stärke, deine Resilienz zu entwickeln und sie wieder fest in deinem brandneuen Sein zu verankern. Dadurch werden deine mentalen Reserven mobilisiert und gestärkt. Dein Immunsystem kann mit voller Kraft deine Heilung vorantreiben und diese tief in deinem System verankern.

Deshalb habe ich dieses Buch für dich geschrieben.

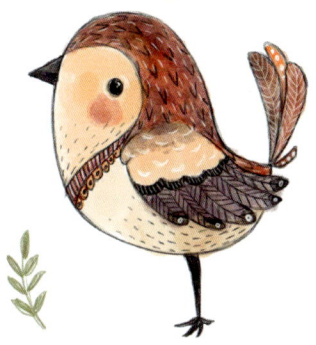

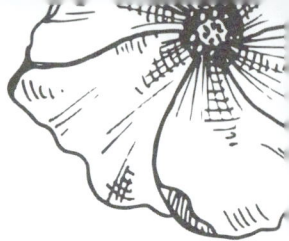

Was ist passiert?

In meinen Ohren klingelt es, sehr laut, kräftig. Als mich mein Arzt mit sanften Augen ansieht, weiß ich: Nein, ich habe mich nicht verhört!

»Es ist ein Tumor, Frau Kahlert. Das bedeutet erst einmal gar nichts!«

Am 23. Januar 2014 hatte ich nach fünfzehntägigen, sturzbachartigen Blutungen einen Termin bei einem Frauenarzt. Im Laufe der Untersuchung ergab es sich, dass ich ihm von meinem dicken Bauch an der rechten Körperseite erzählte. Jahrelang hatte ich immer wieder Probleme auf dieser Seite des Bauches gehabt.

Ein riesiger Tumor der rechten Niere. Das war auf den Bildern der CT selbst für mich deutlich erkennbar. Keine Frage, die Lage war ernst.

Zehn Tage später – nach der überstandenen Operation – war klar, der Tumor war bösartig und fast so groß wie meine erstgeborene Tochter – mit knapp 2500 Gramm fehlte da nicht viel. Auf den Tag genau ein Jahr später wurde an anderer Stelle ein zweiter, kleinerer Tumor entfernt. Er hatte nichts mit dem Nierentumor zu tun. Dennoch: So viel Wachstum an der falschen Stelle wollte in die richtigen Bahnen gelenkt werden.

Schon damals war mir bewusst: Mein altes Leben gibt es nicht mehr. Dennoch wurde das Leben nicht schlechter, sondern viel besser. Ich hatte Glück, viel Segen und Wissen. Davon möchte ich gern Etliches an dich weitergeben. Mit meiner persönlichen Erfahrung, ergänzt durch meine Kenntnisse rund um die seelische und körperliche Gesundheit, begleite ich dich ein Stück auf deinem Weg der Genesung. Dieses Buch ist auch ein Werkzeug für die Prävention. Denn: Ein klares Ja zum Nein an der richtigen Stelle im Leben kann so manchen Kummer vermeiden.

Jahrelang war ich eine Suchende – auf der Suche nach Wissen, Erkenntnis und Sinn. Diese Suche endete dann fast im Januar 2014. Bei jedem Arzttermin, in jedem Gespräch rund um meine Krebserkrankung wurde deutlich, dass alles Lernen in den letzten dreißig Jahren mein Geschenk war, das ich vom Leben erhalten habe. Ich wusste, welche Fragen ich mir und anderen stellen musste. Mir war klar, dass die moderne Medizin und meine Ärzte meine Buddies sind, meine Verbündeten – nicht meine Feinde. Die Zeit ist nun reif, dir diese Dinge mit an die Hand zu geben.

Im Augenblick bin ich in Vollremission, d. h., alle Anzeichen meiner Krebserkrankung sind verschwunden. Ich gehe regelmäßig zu Nachsorgeterminen und pflege meine Gesundheit mit den Methoden der Traditionellen Chinesischen Medizin (TCM). Die ganzheitliche Verbindung von Körper, Geist und Seele spielt eine sehr wichtige Rolle in meinem Leben. Privat wie beruflich übe ich mich täglich darin, mein theoretisches Wissen auch in mein Handeln und mein Alltagsleben einfließen zu lassen.

Was ich betonen möchte!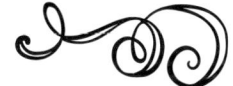

Eine lebensbedrohende Krankheit, ein Unfall, eine tief greifende Krise oder, wie in meinem Fall, eine Krebserkrankung sind weder dazu da, dich zu erziehen, noch gar, dich zu einem anderen Menschen zu machen. Sie sind, was sie sind: große Herausforderungen, die aufgrund vielfältiger Faktoren entstanden sind. Aus ihnen können die entscheidenden Wendemarken in deinem Leben werden. Doch mitten in dieser schweren Zeit ist es vor allem wichtig, dass du fürsorglich mit dir umgehst. Die alten Zöpfe abschneiden, loslassen, was schwer ist, und neues Vertrauen gewinnen.

Beginne noch heute damit, auch wenn du gerade kaum Luft für den nächsten Atemzug hast. Erobere dir Schritt für Schritt deinen neuen Raum für eine gute Zukunft. Du schaffst das!

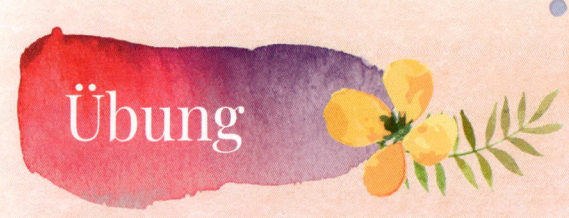

Atme Sanftmut und Gelassenheit ein

Wenn du eine schwierige Situation durchleben musst, gibt es immer wieder Augenblicke, die besonders für Anspannung und Kummer sorgen. In solchen Momenten neigen wir dazu, die Luft anzuhalten. Vielleicht kennst du solche Momente, wenn die Nervosität nachlässt und du endlich wieder tief durchatmen kannst. Oft kommt es sogar vor, dass wir im Luftanhalten stecken bleiben. Dann verstärken sich körperliche und mentale Spannungen. Unsere Muskulatur erstarrt förmlich, auch das Denken und Fühlen fällt uns schwer, und wir sind unkonzentriert. Eine einfache Strategie, um diese Spannungen zu lösen, ist es, die Aufmerksamkeit auf die eigene Atmung zu lenken. Mit dieser kleinen Übung kannst du den Zugang zu deinem Atem und auch dich selbst stärken, und mit starken Wurzeln, die dir Halt geben, lassen sich schwierige Situationen besser meistern. Die Übung kannst du jederzeit und ohne große Vorbereitung machen. Sie wirkt tief und kann dir eine wunderbare Hilfe sein, wenn du in der Anspannung gefangen bist.

Suche dir einen ruhigen Platz, und mache es dir auf deiner Unterlage bequem. Du kannst sitzen oder liegen, wie es für dich angenehm ist. Wenn du die Übung in der Öffentlichkeit machst, stelle dir vor, wie du unter einer dünnen Schutzhülle sitzt. Jedes Geräusch, alle Bewegungen werden sanft gedimmt, sodass dich für die nächsten Momente nichts mehr ablenken wird. Du kannst deine Augen ganz schließen oder deine Lider leicht absenken. Du nimmst alles wahr und weißt: Es ist gut so, wie es ist.

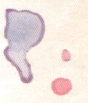

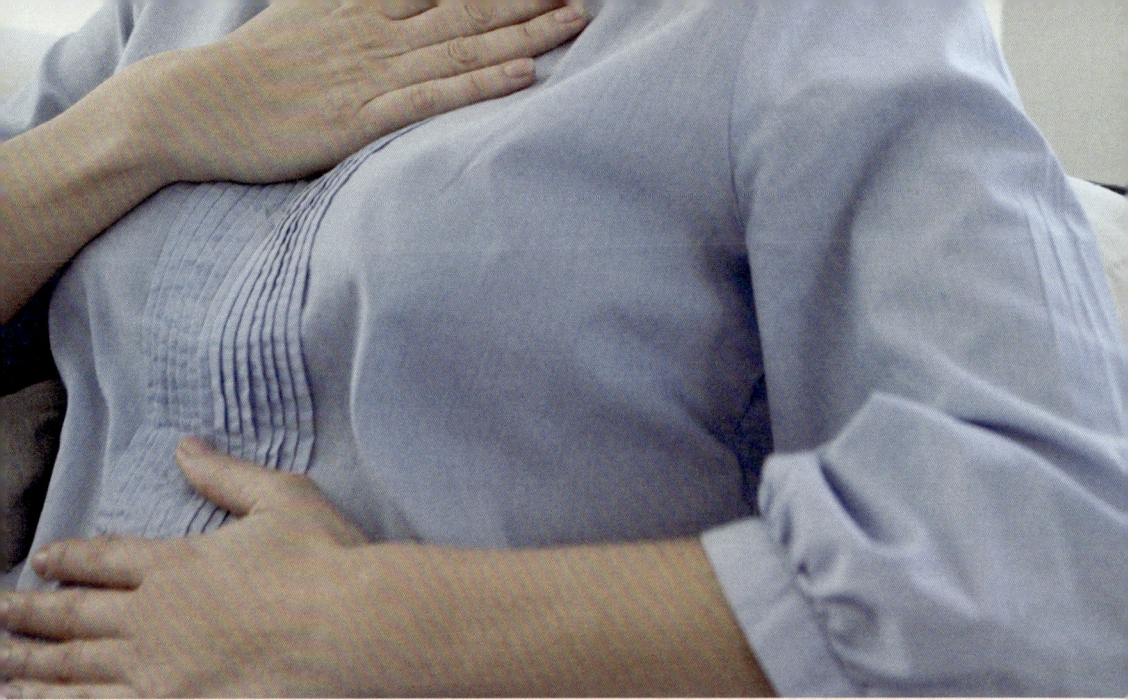

Stelle dir nun vor, wie aus deinen Beinen und Füßen Wurzeln in den Boden wachsen. Es können viele zarte Wurzeln sein, vielleicht aber auch ein großer und kräftiger Trieb. Die Wurzeln wachsen aus deinen Fußsohlen heraus und in die Erde hinein, und du liegst, sitzt oder stehst ganz stabil. Deine Wurzeln versorgen dich ganz von allein mit ihrer Kraft, du kannst sie einfach machen lassen.

Während die Wurzeln dich stabilisieren und festhalten, beobachte deinen Atem. Nimm einen Atemzug, und lasse die Luft in die Tiefe deiner Lungen sinken. Nach einer kleinen Pause fließt dein Atem wieder hinaus in die Welt, und du hältst erneut kurz inne. Lasse deinem Atem ein bisschen Zeit und Raum. Vielleicht fließt er etwas holprig oder nicht so tief in deinen Bauch. Dann lade ihn ein, tiefer zu kommen. Lege deine Hände auf deinen Bauch, kurz über den Nabel, und lenke deinen Atem dorthin – ganz in Ruhe und sanft. Wenn du möchtest, kannst du eine Hand auf deinem Bauch lassen und die andere Hand auf deine Herzgegend legen. Dein Atem fließt nun sanft über dein Herz in deinen Bauch und wieder zurück. Du musst nichts tun, alles geschieht von ganz allein.

Beobachte und spüre die Wärme deiner Hände auf deinem Herzen und deinem Bauch. Diese Wärme tut dir gut. Dein ganzer Körper entspannt sich auf eine leichte Art. Mit jedem Atemzug breitet sich frische, angewärmte Luft in dir aus. Die Wärme deiner Hände und der sanfte Hauch des Sauerstoffs füllen nach und nach deinen ganzen Körper. Das Qi, die Lebensenergie, fließt in dich herein – über deine Wurzeln das Qi der Erde, über deine Hände das Qi deines Herzens und über die Luft das universelle Qi des Lebens. Alles ist genau richtig für deine Situation – immer stärkend und voller Liebe. Genieße nun noch einige Atemzüge. Nimm, wenn du so weit bist, einen tiefen Atemzug, und dehne kurz alle deine Glieder. Öffne deine Augen, und atme noch einmal tief durch. Du bist nun ganz gelassen und klar ausgerichtet. So kannst du ruhig und voller Sanftmut deiner Wege gehen.

Diese Übung kannst du machen, während du in einem Wartezimmer sitzt, zu Hause, wenn dir nach etwas Entspannung ist, oder auch zum Einschlafen. Dann lässt du deine Wurzeln einfach im Liegen in den Boden wachsen.

In dem Abschnitt deines Lebens, in dem du dich gerade befindest, ist dein Gehirn besonders gefordert. Forschungen zeigen, dass wir im Herzen und in unserer Mitte, den Verdauungsorganen, ähnliche Zellstrukturen haben wie im Gehirn. Wenn du dich also liebevoll auch Herz-Hirn und Bauch-Hirn zuwendest, wird dein Kopf entlastet, denn alle drei Nervenzentren kommunizieren miteinander. Jeder von uns kennt die Erfahrung, wenn ihm Sorgen auf den Magen schlagen, bestimmte Ereignisse ihm zu Herzen gehen oder das Denken durch Stress blockiert ist. Doch wie unser Körper auf bestimmte Reize ungünstig reagiert, so empfänglich ist er auch für Hilfe. Und bereits kleine Schritte bringen große Erfolge – das kann ich dir aus persönlicher Erfahrung mit Sicherheit sagen.

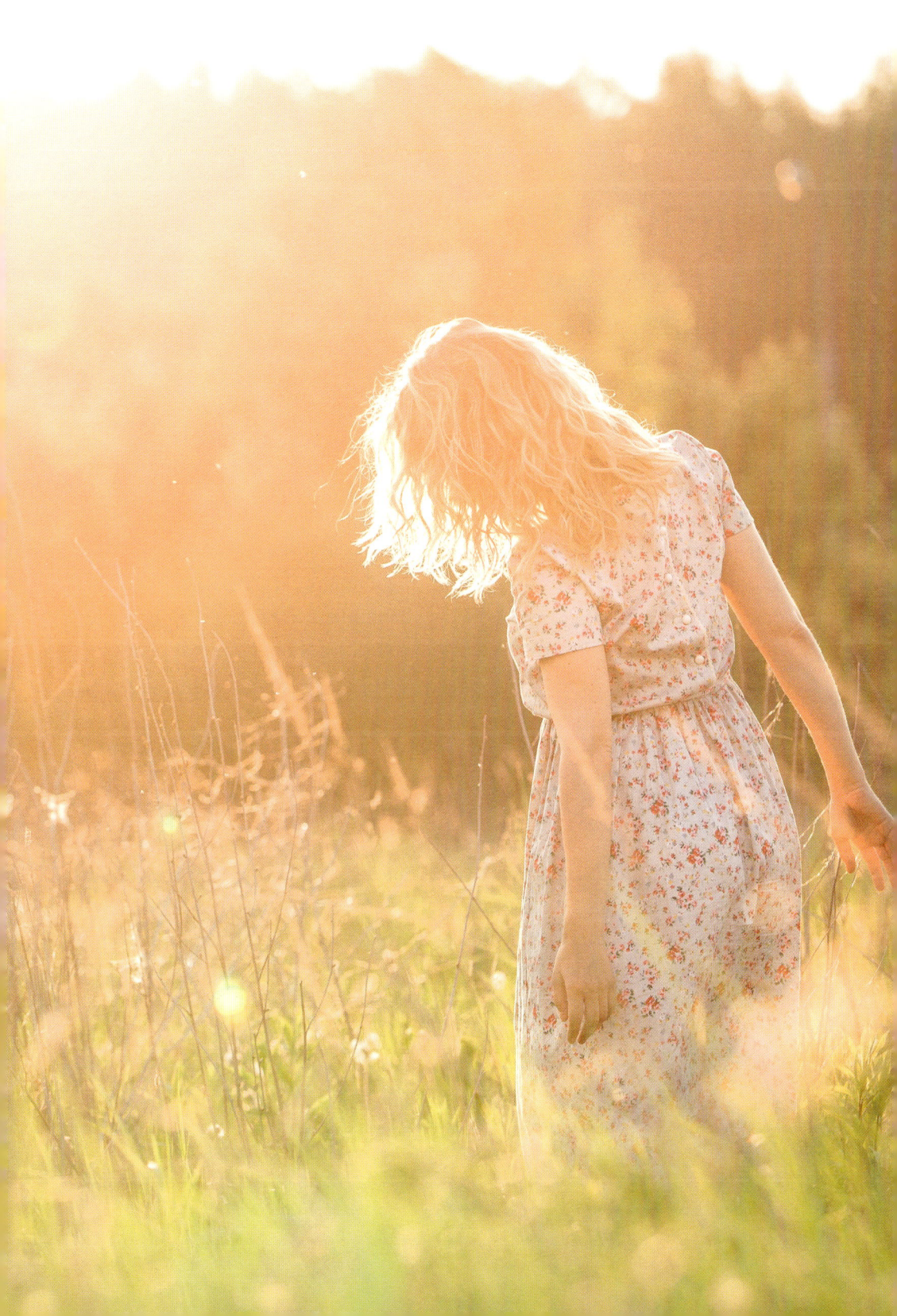

Wo stehst du? –
eine Bestandsaufnahme

Nun hast du die Einführung gelesen, und du hältst dieses Buch noch in der Hand. Dafür danke ich dir. Du schenkst mir Vertrauen, das ich nicht selbstverständlich von dir erwarte.

Mein Vertrauen in die Selbstverständlichkeiten meines Lebens war 2014 ziemlich angeschlagen. Viele Fragen standen im Raum. Das hieß für mich: Ein Neuanfang ist meine einzige Option. Einerseits war ich voller Gewissheit, dass ich diesen Tumor, diese große Krise überstehen würde, und dennoch war mein Vertrauen in meine innere Weisheit zutiefst erschüttert. Trotz der warmen Worte, die ich aus der Tiefe meiner Seele immer wieder hören konnte: »Du schaffst das. Es hat einen Sinn, auch wenn du ihn noch nicht erkennst. Es wird besser als je zuvor.«

In einem Moment der Stille, als ich am Nachmittag vor meiner Operation allein auf meinem Zimmer war, konnte ich diesen inneren Dialog vertiefen. Ich warf einen Blick zurück in mein Leben, sah, was diese kleine Frau schon alles geleistet hatte und mit wie viel Kraft und Mut sie ihren Weg geht. Es war wie in einem Theater. Ich saß im Publikum und sah auf dieses Stück Leben – mein Leben. Nichts war falsch daran. Mit einem tiefen Atemzug war der Entschluss da, das neue Leben frei von Angst zu leben. Nichts kann mich seit diesem Einblick so sehr ängstigen, dass ich mich zurückziehe und einen Herzenswunsch einfach so fallen lasse.

Das JA war da, das JA zum Leben, genauso wie das JA zum NEIN.

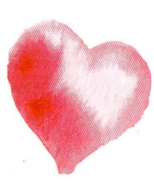

Wenn ich heute auf meine Entwicklung seit 1990 zurückblicke, kann ich sagen, alles – und damit meine ich tatsächlich alles – war ein Geschenk des Lebens an mich. Weshalb ich das so sehe, werde ich dir in den nächsten Kapiteln erklären. Jetzt geht es um dich.

Wenn ich dich hier frage: »Wo stehst du?«, dann frage ich dich in die Tiefe deines Seins hinein. Hast du ein Gefühl dafür, was die Zeit, die deinem augenblicklichen Zustand vorausgegangen ist, mit dir gemacht hat? Es gibt ein paar Aspekte, die ich gern mit dir betrachten möchte. Nimm davon an, was dir als passend erscheint, und lasse ruhen, wovon du denkst, es ist nicht deins. Dieses Buch ist eine Anregung, eine Idee, etwas, was dir weiterhelfen kann. Keine in Stein gemeißelte Wahrheit – davon habe ich als tumorerfahrener Mensch wirklich genug gehört.

Du hast Ja gesagt zu diesem Leben mit all seinen Herausforderungen und Aufgaben. Ja zu schönen Dingen und Ja zu dem, was Kummer bereitet. Ohne dieses Ja würdest du diese Zeilen nicht lesen. Nur, wenn du mit deinem ganzen Wesen Ja sagst, kannst du angstfrei weiterleben. Bitte verstehe mich richtig. Ich würde niemals sagen, dass Menschen

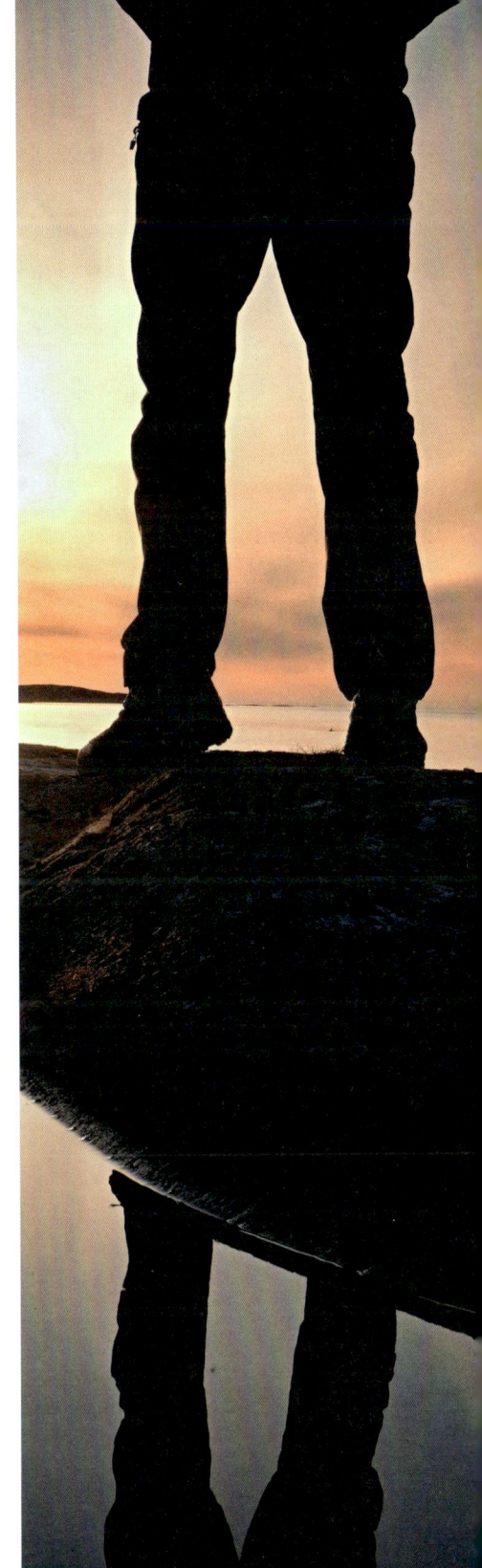

sich freiwillig eine schwere körperliche Erkrankung oder tiefe seelische Leiden aussuchen. Aber ohne dieses klare Ja, ohne das Einverständnis, kannst du nicht vollkommen gesund werden. Wir Menschen sind unglaublich zart und verletzlich. Strahlung, chemische Substanzen, Viren, eine falsche Lebensweise, Stress und die genetische Ausstattung geben an den Schwachstellen unseres Körpers oft das entscheidende Signal für eine Fehlentwicklung.

Viele dieser negativen Einflüsse kann der Körper mit seinem Immunsystem abwehren. Wir bleiben gesund. Manchmal ist es nur ein leichtes Unwohlsein, das uns kurz innehalten lässt. Was also entscheidet darüber, ob ich oder du eine so schwere Erkrankung überstehen müssen? Hierzu gibt es viele Theorien. Ich mag es nicht, wenn jeder Schnupfen auf ein psychosomatisches Leiden hindeuten soll. Manchmal gewinnt halt einfach der Virus. Dennoch weiß ich, dass unser Immunsystem maßgeblich von einem ausgeglichenen Seelenleben beeinflusst wird. Dieses kann der eine Faktor sein, der entscheidet, ob wir gesund werden und es bleiben oder eben nicht. Die Psychoneuroimmunologie, ein Forschungsgebiet, das sich mit der Wechselwirkung zwischen Seelenleben und Immunsystem beschäftigt, hat dieses Wissen schon längst aus der Esoterikecke geholt.

Es ist aus meiner Sicht enorm wichtig, dass du weißt, wo du jetzt stehst. Nur mit einem liebevollen, klaren Blick auf dich selbst kannst du gut und achtsam für dich sorgen.

Je ehrlicher du zu dir selbst bist, desto wirksamer ist das ganze Projekt – deine Gesundheit. Stelle dir dein Körper-Geist-Seele-System einmal als ein Unternehmen vor – eine kleine oder größere Firma. Dabei spielt es keine Rolle, ob du ein kleines Kaffeehaus führst oder ein weltweit operierender Konzern sein willst.

Die Basis für dein Unternehmen ist dein Körper. Deshalb ist es gut, wenn du regelmäßig nachspürst, wie es ihm geht. Ich erlebe es immer wieder, dass viele sensible und empathische Menschen eine sehr schwache Wahrnehmung für ihren eigenen Körper haben. Ich selbst gehöre dazu. Es ist, als würde ich als Cafébetreiberin nicht bemerken, dass Winter ist und es Zeit wird, die Sonnenterrasse zu räumen. Oft ist diese Tatsache den Betroffenen nicht bewusst. Wenn ich solche Menschen mit »Holistic Pulsing« behandle, kommen sie oft das erste Mal nach langer Zeit körperlich zur Ruhe. Das angespannte Nervensystem erfährt eine tiefe Entlastung, die über mehrere Tage spürbar bleibt.

Wenn sich die Zellspeicher leeren und sich die Spannungen lösen, kommt die Erholung. Jede lebensbedrohliche Erkrankung trägt das Trauma bereits in sich, und deine Zellen sind der Ort, an dem sich diese Ereignisse sammeln. Überall im Körper und besonders im emotionalen Organ Muskel kannst du dies wahrnehmen. Die Bezeichnung »emotionales Organ Muskel« habe ich im Laufe meiner Arbeit entwickelt. Stressreiche Ereignisse zeigen sich besonders häufig in einem hohen Muskeltonus, und diese Grundspannung der Muskulatur hat Einfluss auf alle Bereiche des Körpers. Durch ein achtsames Lockern und Befreien der Muskulatur können Emotionen, die sich im Muskel selbst und im umliegenden Gewebe durch eine erhöhte Muskelspannung manifestieren, sanft gelöst und wieder »ausgeschwungen« werden. Dabei hilft alles, was schwingt – Klänge, sanfte Körpertherapie, Tanzen.

Gehörst du auch zu den Menschen, die sich einer Sache ganz hingeben können? Die schreiben, malen oder eine Idee verfolgen und sich dabei vollkommen vergessen? Dann kann es sein, dass du dich zu wenig spürst. Dabei merkst du nicht, wie sich dein Körper nach Bewegung sehnt.

Ich zum Beispiel bin relativ schmerzunempfindlich. Das erklärt für mich auch, weshalb ich meinen Tumor körperlich nicht wahrgenommen habe. Ich fühlte, dass da etwas nicht stimmte, konnte es selbst aber nicht greifen. Sogar verschiedene Ärzte und Heilpraktiker ließen sich von diesem Fehlen von Symptomen blenden. Was konnte ich also tun, damit ich meinen Körper, der alle seine Aufgaben Tag für Tag so fein erfüllt, besser spürte?

Mein erster Schritt war, regelmäßig innezuhalten und mich selbst bewusst zu fühlen. Dabei gehe ich von Kopf bis Fuß durch meinen Körper. Mit kleinen Bewegungen lockere ich meine Muskeln und nehme sozusagen ein Gespräch mit ihnen auf. Ich schüttele meinen Kopf, drehe meine Schultern, dehne beide Körperseiten und gehe so von oben nach unten vor. Wenn ich zum Schluss mit den Zehen wackle und die Fußgelenke sich drehen dürfen, weiß ich, ob ich eine längere Pause brauche oder diese kleine Fünf-Minuten-Einheit ausreichend war. Im Laufe des Tages frage ich quasi immer wieder meine Mitarbeiter, wie es ihnen geht.

Auch abends spüre ich regelmäßig in meinem Körper nach. Gibt es Stellen, die sich kalt anfühlen? Sind meine Zellen ausreichend mit Wasser versorgt, und gibt es irgendwo Spannung im System? Als Körpertherapeutin habe ich diese Vorgehensweise schon Hunderte Male angewendet. Sehr tief und immer verbunden mit einem inneren Wissen – ich berühre Menschen und weiß einfach, wie es ihnen geht. Ist es bei dir ähnlich? Bist auch du sehr wohl empathisch für die Beschwerden anderer, hast jedoch bei dir selbst eine Art Blockade? Mache dir deshalb keinen Stress. Das betrifft sehr viele feinfühlige Persönlichkeiten. Es ist eine Art Selbstschutz, der uns dabei hilft, uns abzuschirmen und in dieser Welt zu leben. Wenn du nun noch annimmst, dass du deine Gaben für dich selbst anwenden darfst, und du dich bei Bedarf anderen Menschen anvertraust, ist ein großer Schritt getan.

Dieses einfache Scanning mache ich jeden Abend. Es umfasst auch eine Art inneren Dialog mit meinem Körper. Ich frage ganz bewusst in mich hinein, ob es irgendetwas gibt, dem ich meine Aufmerksamkeit schenken sollte, und wo mein Körper Hilfe und Unterstützung braucht. Das funktioniert mittlerweile reibungslos. Kurz nach meiner Entlassung aus der Klinik war es allerdings nicht so einfach. Ich musste erst wieder Vertrauen zu mir und meinem Körper fassen. Es war, als würde ich mit einem Teenager sprechen, der schon einmal versucht hat, unser Haus abzufackeln, obwohl er mir versprochen hatte, dies nicht zu tun. Ich wollte eine gewisse Zeit nicht mehr mit diesem Randalierer unter einem Dach wohnen. Das machte die Sache aber nicht leichter.

Wo stehst du im Augenblick? Bist du schon wieder zu Hause eingezogen? Wenn dir der Neuanfang deiner Beziehung zu diesem schwierigen Teil deines Lebens sehr schwerfällt, hilft dir möglicherweise dieser Gedanke: Selbst jeder Straftäter hat nach einer gewissen Zeit der Buße eine neue Chance verdient. Weshalb solltest gerade du dann deinen Körper ein Leben lang mit Missachtung oder Vorwürfen strafen? Vertrauen darf und muss wieder wachsen.

Damit dir das gelingen kann, ist es wichtig, dass du prüfst, was du über dich selbst denkst. Der Körper ist die erste Anlaufstelle, wenn es – wie bei Krebs oder einer anderen Erkrankung – um Heilung geht. Aber auch dein seelisches Gleichgewicht spielt eine wichtige Rolle für deine Gesundheit. Wie ich bereits geschrieben habe, hat die moderne psychosomatische Medizin diese Zusammenhänge längst anerkannt. Die sogenannte Mind-Body-Medizin ist die schulmedizinisch anerkannte Variante dieser Auffassung.

MIND-BODY-MEDIZIN

»Mind-Body-Medizin« ist ein relativ neuer Begriff für eine bekannte
Denkweise. Max Bircher-Benner (1867–1939) und Sebastian Kneipp
(1821–1897) haben zu ihren Lebzeiten den Begriff »Ordnungstherapie«
dafür verwendet. In der Traditionellen Chinesischen Medizin umfasst
der Begriff »Lebenspflege« die Regeln für eine gesunde Lebensweise.
Es geht darum, wie wir unseren Lebensalltag gestalten. Alltägliches, wie
Ernährung, Bewegung, soziales Leben und naturheilkundliche Selbsthilfe-
strategien, waren lange Zeit für viele Menschen die einzig umsetzbare
Möglichkeit für die Lebenspflege. Heute erhalten diese Aspekte wieder
die Bedeutung, die sie verdienen, denn genau auf diesem Weg können
wir selbst gut für uns sorgen und dabei entdecken, wie wichtig unsere
eigenen Fähigkeiten sind.

Diese traditionelle Sicht auf das menschliche Wohlbefinden hält in immer mehr Bereichen der Schulmedizin Einzug. Und auch die Interaktion
zwischen unserem Denken und der Ausschüttung von Hormonen und
Botenstoffen in unserem Körper ist Gegenstand vieler Forschungen.
Was die Mind-Body-Medizin wirklich zu einer ganzheitlichen, integralen
Medizin macht, ist ihre ebenso spannende wie traditionelle Sichtweise:
die Erweiterung um den sozialen sowie spirituellen Faktor. Das Ein-
gebundensein des Menschen in ein übergeordnetes Feld von Zuwendung
und Achtsamkeit ist ein echtes Geschenk, wenn diesem Aspekt während
der Genesung Raum gegeben wird. Mind-Body-Medizin umfasst für
mich: Körper, Geist, Seele und Spiritualität. Ohne diesen letzten Bau-
stein ist unser Dasein als Mensch nicht vollständig.

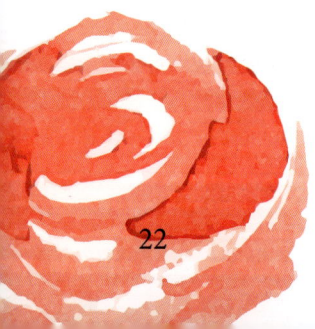

Frage dich bitte einmal: Was steckt dahinter, dass ausgerechnet du diese Krankheit hast? Genau diese Frage wurde mir gestellt. Zu einer Zeit, in der ich noch nicht bereit war, sie zu beantworten. Es ist zwar eine wichtige Frage, denn sie hilft dir, nach und nach die Zwiebelschalen an Bewertungen abzulegen. Aber nur dann, wenn du dir diese Frage aus freien Stücken selbst stellst. Es gibt so viele Meinungen rund um eine Erkrankung, wie es Menschen gibt. Manche können hilfreich sein und eine Tür öffnen, andere schlagen jeden noch so kleinen Spalt zu. Auch Krebs ist aus meiner Sicht eine ganzheitliche, eine systemische Erkrankung. Das heißt, wir können dieses Geschehen nutzen, um zu wachsen.

Es ist wieder wie in deiner Firma. Es gibt Abteilungen, da weißt du, alles läuft gut. Alle Mitarbeiter wissen genau, was zu tun ist. Dann gibt es Bereiche, in denen neue Mitarbeiter oder Berufseinsteiger tätig sind. Sie kennen die Regeln in deinem Unternehmen noch nicht so gut. Kommt eine große Aufgabe auf sie zu, brauchen sie noch deine Unterstützung. Aber es gibt auch eine Tür, die lässt du ganz gern verschlossen, denn hinter ihr sitzt ein schwieriger Kollege, der schon lange bei dir arbeitet. Niemand in der ganzen Firma hat gern Kontakt zu ihm, und aus diesem Grund läuft es in den Bereichen, die mit diesem einen Mitarbeiter zu tun haben, nicht rund. Aber kann es sein, dass dieser eine Mitarbeiter Schuld an der Misere hat? Ich glaube nicht. Es hat für mich keinen Wert, nach einem Auslöser oder Schuldigen zu suchen. Im Gegenteil: Ich finde das sehr schädlich und verletzend. Ein anstrengender Mitarbeiter wird nicht deine ganze Firma in die Katastrophe stürzen, es sei denn, du lässt ihn zu groß werden oder es gibt zu viele von ihnen in deinem Unternehmen.

Damit du den Themen hinter der Tür begegnen kannst, ist es sinnvoll, wenn du dir Unterstützung suchst. Du musst nicht alles allein bewältigen und neu gestalten. Manchmal braucht es eben Hilfe, damit solch ein Störenfried von Emotion einfühlsam und stabil aufgelöst werden kann. Die Frage danach, was die Krankheit gefühlsmäßig auslöst, kann dich wieder in deine kraftvolle Mitte bringen. Dieser Prozess, wenn er behutsam verläuft, bringt zudem Licht in das Zimmer hinter der Tür, die du so gern zugelassen hättest. So etwas ist ein Geschenk – und niemals mit einem Muss verknüpft.

Mein erstes Gefühl war wirklich Scham. Es war mir peinlich, dass dieser Tumor so groß geworden war. Dann kam Angst – bis hin zu Panikgefühlen. Und zuletzt zeigte sich das, was wirklich hinter allem stand – eine grandiose Wut. Sobald ich bereit war, diese Wut in all ihrer Macht zu sehen, zu spüren und zuzulassen, wurde sie immer kleiner.

Die Panik verschwand umgehend, denn es war nicht die Angst vor einem frühen Tod, die in mir Beklemmungen auslöste. Mit Tod und Sterben kann ich umgehen, als Rückführungstherapeutin fürchte ich dieses Thema nicht. Aber die Wut in ihrer ganzen ungesehenen Gewalt hat mich zutiefst erschreckt. Meine Wut hat sich gewandelt in die Kraft und den Mut, das Leben noch einmal in seiner ganzen tiefen Weite zu leben.

Wie ein Segelschiff unter voller Takelage geht es durch die Wellen! Rauf und runter in aller Macht meines Seins! Ich halte diese Tiefen aus und genieße es, auch im vollen Wind zu segeln! Wenn dieser Tumor für etwas gut war, dann für meine Bereitschaft, das Leben voll und ganz anzunehmen. Dem Ziel meiner Seele zu folgen und mit ganzer Kraft durch meine Zeit hier auf dieser Erde zu segeln.

Deshalb meine Frage an dich: Wo stehst du gerade? Zitterst du noch vor Angst? Bist du sauer oder einfach nur enttäuscht? Macht dich etwas wütend, oder bist du im Rückzug, vielleicht, weil du das Gefühl hast, an irgendeiner Stelle versagt zu haben? Das Gefühl kann diffus sein, fast imaginär und lässt sich nicht so ohne Weiteres greifen. So viele Menschen tragen ein unbewusstes Ziel in ihrer Seele, das sie nicht klar benennen können, und dieses Ziel will erreicht werden. Sobald du es kennst, wird vieles sehr viel leichter.

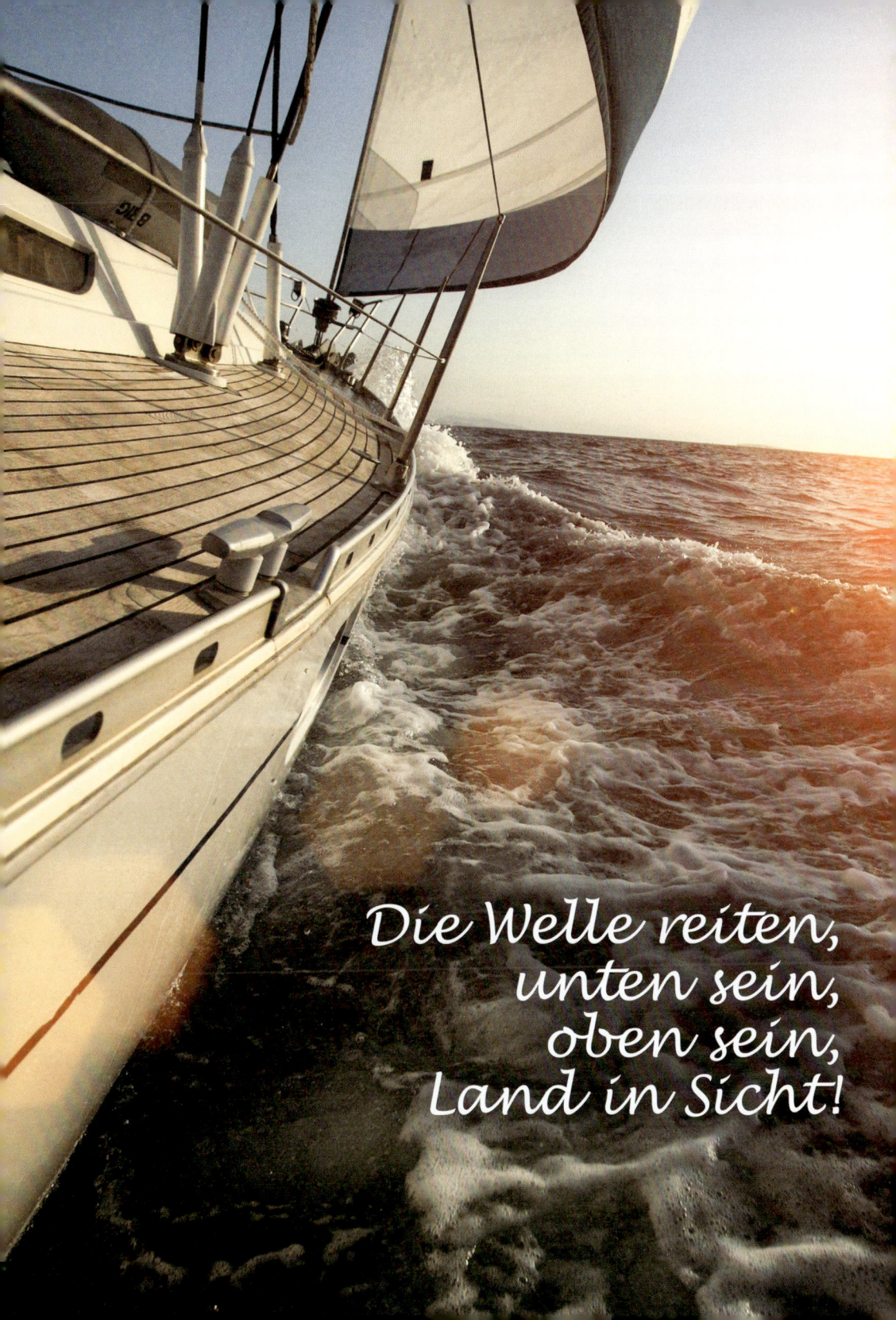

Die Welle reiten,
unten sein,
oben sein,
Land in Sicht!

Bitte stelle dich diesen Dingen! Sei bereit, die Segel neu zu setzen, und stelle dich in den Wind. Vielleicht kannst du das gerade noch nicht. Aber ich weiß, es gibt auch für dich einen Weg dorthin. Du darfst jetzt alle alten Denkmuster hinter dir lassen – sie sind dir nicht mehr nützlich.

Eine Frage, die dir auf deinem Weg helfen kann, lautet: Was steht hinter dem Gefühl? Lasse die Gedanken einfach fließen, notiere sie, arbeite mit ihnen wie mit einem Teig. Rolle sie, forme sie immer wieder neu, und halte fest, was dir sinnvoll erscheint. Manche Gedanken sind nur eine Brücke zu einem anderen Bild. Denke bitte immer daran: Du bist nicht, was du denkst, du bist nicht dein Körper – du bist viel mehr als das. Diese Dinge, an denen wir so wahnsinnig festhalten und über die unser ganzes Bewertungssystem läuft, sind einem ständigen Wandel unterworfen. Kaum ist ein Gedanke gedacht, kommt schon der nächste. Täglich sterben Zellen, und täglich wachsen neue. Nichts bleibt von dieser Veränderung verschont, auch du darfst dich wandeln und neu anfangen.

Wenn du nun bereit und neugierig geworden bist, möchte ich dich fragen: Was für einen Charakter hat der unangenehme Kollege in dem Büro, das du so ungern betrittst? Viele Menschen wissen im Augenblick ihrer Diagnose, was dort hinter dieser Tür sitzt. Ich wusste es sofort. Genau wie ich wusste, wenn ich heil aus dieser »Nummer« rausgehe, werde ich ein grandioses Ja zum Nein leben!

Mein Thema hinter dieser Tür war für mich sofort klar. Als Kind habe ich allein in der Grundschulzeit fünfmal die Schule gewechselt. Mein großes Bestreben, meine Sicherheit beruhte darauf, unsichtbar zu sein. Mit einem enormen Potenzial an Willen hat sich meine Angst vor dem Sichtbarwerden ein Ventil gesucht, das Wachstum an der falschen Stelle. Mit diesem Tumor hat mich auch die Angst verlassen. Meine Verantwortung ist, dieses Wachstum zuzulassen und einverstanden zu sein mit dem, was folgt. Niemand konnte das von außen deuten, und es hat nichts mit Schuld zu tun.

Es geht für uns alle um Entwicklung. Gleichgültig, was dir jemand erzählt, was du ändern musst, wo du besser sein solltest, wieso ausgerechnet du diese Zeit der Angst erleben musst: Vergiss es! Eine lebensbedrohliche Erkrankung, ein Unfall, den wir überlebt haben, oder eine tiefe Lebenskrise – so oft wird darüber sinniert, was der Auslöser dafür gewesen sein könnte.

Meine Frage lautet:
Wofür ist das Nachdenken darüber gut?

Wir können an unserer Geschichte wachsen und lernen, was wir wirklich leben wollen. Eine tiefe Krise, wie sie z. B. eine Krebsdiagnose bedeutet, ist in meinen Augen eine Abkürzung zu dem, was wirklich zählt im Leben. Was will dir deine Geschichte sagen? Wohin zieht es deine Seele, obwohl dein Verstand Nein sagt? Wenn du dich nach deiner Behandlung neu ausrichten willst, ist es unerlässlich, den Ängsten deines Lebens in die Augen zu blicken.

So erhält dein Weg einen echten Sinn. Dann kannst du davon profitieren, und niemand wird dir diese Weisheit jemals wieder nehmen.
Bist du bereit?

Aus Beute wird eine Jägerin bzw. ein Jäger, der Hase wird zum Fuchs!

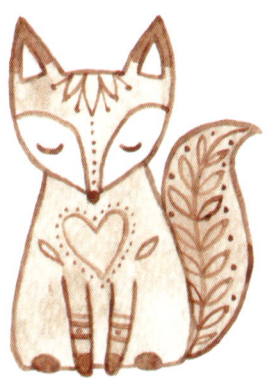

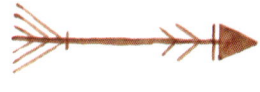

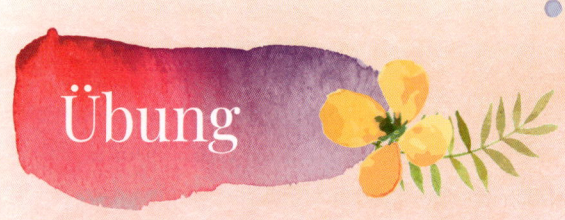

Dein Mut-Bild

Diese Übung ist eine Einladung dazu, deinen Mut zu erforschen. Jeder Mensch war an bestimmten Punkten seines Lebens schon mutig. Vielleicht warst du noch ganz klein und musstest deinen ganzen Mut aufbringen, um andere Kinder zu fragen, ob sie mit dir spielen wollen. Es kann auch sein, dass dein Mut ganz andere Aspekte deines Wesens herausgefordert hat. Bei sich bleiben, authentisch sein – das ist eine Form von Mut, die wir schätzen, doch bei uns selbst oft nicht erkennen können. So kennst du sicher verschiedene Wörter für Mut: **Kühnheit, Schneid, Courage, Unerschrockenheit, Mumm, Beherztheit, Traute, Herz, Furchtlosigkeit, Heroismus, Heldentum, Löwinnenmut, Verwegenheit, Tollkühnheit, Waghalsigkeit, Stärke, Engagement.**

Der Mut aber, der mir viel wichtiger erscheint, heißt: **Durchhaltevermögen, Hoffnung, Tapferkeit, Vertrauen, Sinn** und **Liebe.** Diese Eigenschaften sind die Eckpfeiler deines Mutes.

Welche Wörter drücken für dich persönlich Mut aus? In welcher Form bist du tagtäglich oder in außergewöhnlichen Situationen mutig? Schreibe die Begriffe auf ein Blatt Papier. Werde kreativ, folge deinen inneren Impulsen, gestalte etwas Schönes daraus – dein eigenes Mut-Bild oder deine Mut-Collage.

Betrachte deinen Mut immer wieder, denn diese Wörter zeichnen dich aus. Sie zeigen deine Lebendigkeit und Stärke. Das alles hast du bereits geschafft!

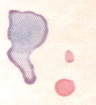

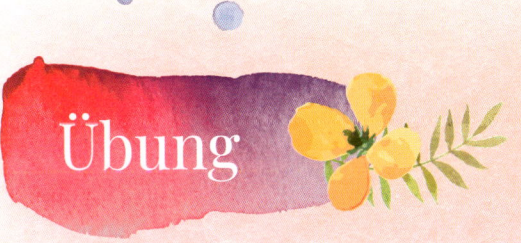

Übung

Gefühle spüren – Spannungen lösen

Was fühlst du, wenn du über deine aktuelle Situation nachdenkst? Möglicherweise geht es dir wie vielen Menschen, und du kannst deine Gefühle nicht so ohne Weiteres in Worte fassen. Dann ist diese Übung perfekt für dich. Sie ist sehr einfach, und du kannst sie jederzeit und an jedem Ort machen.

Setze dich bequem aufrecht hin. Nimm ein paar kräftige Atemzüge, und lasse deine Gedanken beim Ausatmen einfach für eine kurze Zeit los. Sie verlassen deinen Körper und deinen Geist wie die Luft, die du ausatmest. Prüfe, ob du gut sitzt. Du kannst deine Haltung jederzeit verändern. Mache es dir so gemütlich, wie du es in aufrechter Haltung tun kannst.

Spüre ganz leicht und frei in deinen Körper hinein. Vielleicht wanderst du dabei von den Füßen langsam nach oben, oder du lässt dein Bewusstsein frei durch deinen Körper spüren. Wenn du eine Stelle entdeckst, die sich irgendwie anders anfühlt, schicke deinen Atem dorthin. Es kann ein Gefühl von Spannung sein, ein Druckgefühl oder ein Kitzeln, das du wahrnimmst. Alles ist möglich, und alles ist so, wie es ist, in Ordnung.

Dein Atem, den du gedanklich in diese Stelle lenkst, löst jede Spannung auf. Stelle dir einfach vor, wie die Luft und deine Aufmerksamkeit bei jedem Einatmen ganz sanft und befreiend an diese Stelle strömen. Das Spannungsgefühl wird immer weniger, und du merkst, wie sich dein

Körpergefühl verändert. Mit jedem Atemzug wird dein Körper freier und weicher. Es tut gut, einfach einmal nur zu spüren. Du musst nichts tun. Dein Atem fließt ganz sanft, und das reicht vollkommen.

Wenn du diese Übung beenden möchtest, nimm einen weiteren tiefen Atemzug und komme ganz gelassen und entspannt wieder in deinem Alltag an. Atme tief ein und noch einmal kräftig aus. Strecke und dehne dich achtsam, und sei wieder ganz präsent an deinem Platz. Schreibe auf, was du gefühlt hast. Die folgenden Fragen können dir als Inspiration dienen:

❀ Welches Körpergefühl hast du wahrgenommen?

❀ Wie hat es sich angefühlt?

❀ Hat es dich an etwas erinnert?

❀ Kennst du dieses Gefühl aus einem anderen Zusammenhang?

❀ Konnte dein Atem das Gefühl verändern?

❀ Wie fühlst du dich jetzt?

❀ Was könnte dir helfen, dich gut zu fühlen?

Welche Eindrücke konntest du sammeln? Es gibt hier weder Richtig noch Falsch. Diese Übung hilft dir, den Zugang zu deiner eigenen Weisheit zu stärken. Je öfter du Zeit für die Übung findest, desto schneller wirst du Spannungen lösen können. Wenn du etwas geübter bist, findest du den Einstieg schnell und kannst die Übung auch machen, wenn du wenig Zeit hast.

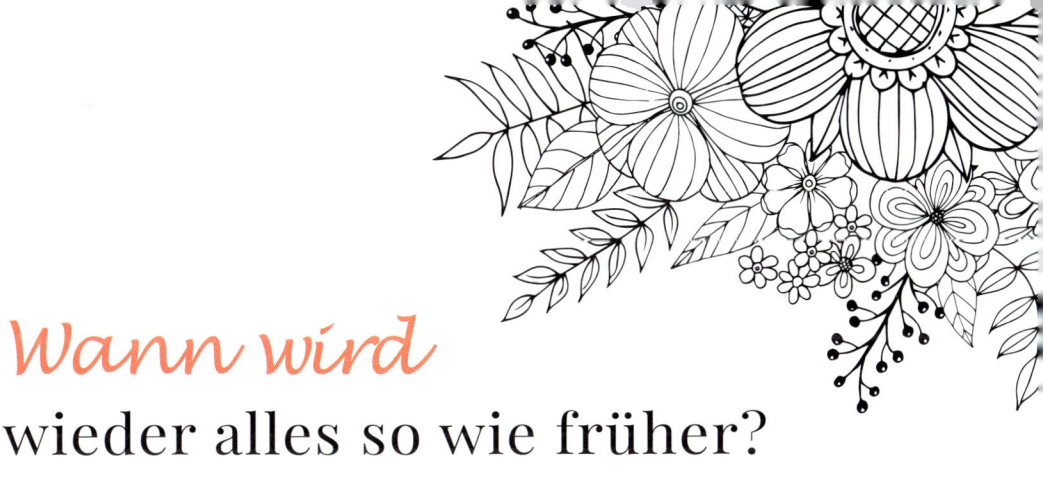

Wann wird
wieder alles so wie früher?

*»Was denken Sie, ab welchem Zeitpunkt
können Sie wieder ganz alltäglich
Ihr Leben leben?«*

Diese Frage eines Redakteurs einer lokalen Zeitung führte mir vor
Augen, wie das Thema »Krankheit« im Allgemeinen und »Tumorerkrankung« im Speziellen im Außen wahrgenommen wird. Der Journalist
stellte diese Frage ganz unbedarft. Ich aber war im ersten Moment fast
beleidigt, denn in dieser Zeit war mir klar: Ein Zurück in mein altes
Leben gibt es nicht mehr!

Vor meinen gesundheitlichen Problemen leitete ich Gruppen in der
Erwachsenenbildung. Hier ging es um eine gesunde Lebensweise, vor
allem um Ernährung. Für mich war klar, dass ich die Arbeit auf diese
Weise nicht mehr machen wollte. Menschen mit pauschalen Lösungen
abzufertigen, war noch nie mein Ding gewesen, und so hatte ich schon
vor meiner gesundheitlichen Krise begonnen, ein eigenes Programm zu
entwickeln. Den Einsatz, den ich vor meiner Erkrankung täglich geleistet hatte, konnte und wollte ich so nicht mehr anbieten.

Der Journalist hatte in diesem Augenblick einen wunden Punkt bei mir
getroffen, denn ich wusste noch nicht, wie es weitergehen soll. Das bedeu-
tete für mich: Ich musste erst einmal lernen, mich neu auszurichten. Mein

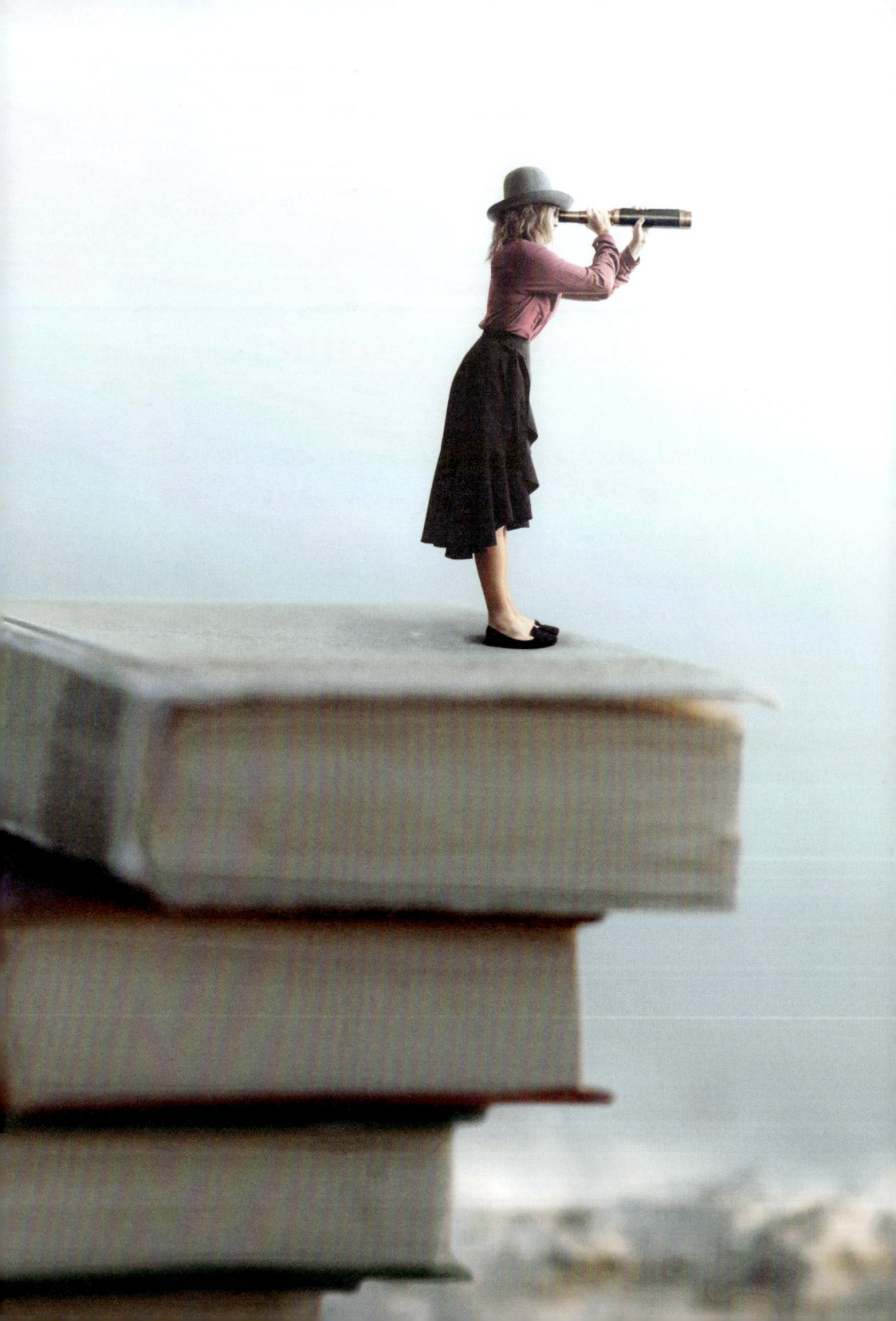

altes Leben gab es nicht mehr, und die neue Lebensweise war noch nicht sichtbar. Die alltägliche Erwartung, dass wir nach solch einer »Geschichte« genauso funktionieren wie vorher, darfst, ja, solltest du loslassen.

Meine Antwort damals fiel folgendermaßen aus:

»Nichts ist mehr so, wie es einmal war. Die Tiefe, mit der das Leben berührt worden ist, bewegt den Menschen in seiner Gesamtheit. Es bringt Menschen oft in höchste Not, wenn sie versuchen, einfach so weiterzumachen wie immer. Die körperlichen Gegebenheiten haben sich ebenso verändert wie die Seele.«

Diese für mich zu diesem Zeitpunkt sehr sanfte Antwort kam daher, dass ich darüber nachdachte, wer das Interview wohl lesen würde. Ich wollte nicht laut hinausschreien, wie enttäuscht ich von einigen Menschen war, die genau diese Erwartung an mich hatten. Wann bitte funktionierst du wieder? Denn das wird nicht mehr geschehen. Das war eine Abmachung mit mir selbst: Wenn ich heil aus dieser »Nummer« rausgehe, werde ich mein Leben so gestalten, wie es sich für mich perfekt anfühlt – voller Freude und ohne Ängste: Angst, nicht zu genügen, Angst, nicht nett genug zu sein, Angst vor so wahnsinnig klugen Menschen, wie Ärzte es sind, Angst, dass mich – wer auch immer – nicht mag, usw.

Wie oft in deinem Leben entscheidest du dich für eine Sache, weil die Möglichkeit, es anders zu tun, dir eine Höllenangst einjagt? Eine Krankheit wie Krebs ist ein so tiefer Fall ins Bodenlose, dass es keine größere Angst mehr gibt. Die Königin der Angst persönlich hat mich vor allen anderen Ängsten gerettet.

Zu einem kleinen Teil kamen mir für diese Entscheidung mein ganzes Wissen und meine Erfahrung als Spezialistin für Ängste sowie Panikattacken zu Hilfe. Viele meiner Klienten bezeichnen es als ein Geschenk, weil ich jede einzelne Angst erfassen kann. Ich nehme deutlich wahr, wie sich mein Gegenüber wirklich fühlt, und hinter jeder Angst steckt ein Auslöser. Es gibt immer einen Nullpunkt, an dem alles begann. Die Kunst ist, ihn zu finden.

So betrat ich meine neue Lebensbühne, mein geschenktes Leben, lernte meine eigene Angst nochmals tiefer kennen und lernte auch, ihr meine Wertschätzung entgegenzubringen und sie zu erlösen.

Mein erster Schritt war, dass ich mich der Angst anvertraut habe. Oh bitte, was? Ich will diese Angst nicht, sie ist so Furcht einflößend und lässt mich mein Leben nicht leben. Vielleicht denkst du das gerade jetzt.

Für mich war klar: Ich muss sie ja nicht mögen. Dennoch ist sie wie ein Lotse, der mich durch mein Leben führt – vielleicht nur in einem einzigen Weg erfahren, aber doch ein Teil von mir, der mich schützen will. Die Angst will, dass wir uns auf keinen Fall in Gefahr bringen, selbst wenn die Pfade, auf die sie uns durchs Leben leitet, schon längst durch bessere und bequemere Straßen ersetzt wurden. Eine Krankheit, ein Unfall oder eine seelische Krise lässt die alten Pfade verblassen und vom Dickicht des Lebens überwuchern, sodass wir nicht mehr durchkommen können, außer, wir lassen einen Teil unseres Gepäcks zurück oder wählen einen neuen Weg. Meine Idee dazu: Mache am besten beides!

Möglichst angstfrei zu leben, hat nicht nur den Sinn, dass du dein Leben so gestalten kannst, wie es dir gefällt. Es ist auch eine gute Ausgangsbasis für dein Immunsystem. Je weniger Sorgen und Kummer du hast, desto besser geht es dir. Aus diesem Grund ist jetzt ein guter Zeitpunkt, um aufzuräumen.

Viele Belastungen in unserem Leben entstehen, weil wir soziale Wesen sind und daher einfach Menschen um uns brauchen, die uns mögen oder uns zumindest nicht ablehnend gegenüberstehen. Da ich als Kind sehr oft umgezogen bin, war es nötig, dass ich mich immer wieder auf neue

Gegebenheiten einstellen konnte. Trotzdem war ich mehr als einmal in meinem Leben die Neue – damit auch die Fremde.

Einerseits kann ich aufgrund meiner Erfahrungen heute auf einen Blick Situationen erfassen, andererseits fehlte es mir lange an einem gewissen Urvertrauen. Mein natürliches Talent für intuitives Denken und Handeln wurde dadurch geschärft und verstärkt. Auf meinem Lebensweg konnte ich unglaublich viel von dieser Kindheitserfahrung profitieren – allerdings erst, als ich begann, mich den daraus entstandenen Ängsten zu stellen. Dieses Buch ist eine Aufforderung an dich – ganz gleich, was das Leben dir bietet: Stelle dich deinen Ängsten, und versuche nicht, abzutauchen. Es gelingt dir vielleicht nicht augenblicklich, und es wird vermutlich immer wieder an den gleichen Punkten zu Reibung kommen.

Möchtest du schon lange ein spezielles Land besuchen, doch die Angst vor dem Weg dorthin hält dich ab? Du wälzt die Reisekataloge, aber schaffst es nicht, ins Reisebüro zu gehen, weil du noch nie geflogen bist und Panik bei dem Gedanken an einen Flug hast? Hinter solch einem Problem können verschieden Ängste stehen: Angst vor Unbekanntem, Höhenangst oder davor, die Haustiere allein zu lassen. Willst du mit deiner Familie eine gemeinsame Reise planen oder der Arbeitgeber erwartet eine Geschäftsreise, so kommt es oft zu Reibungspunkten, die eine Lösung benötigen. Mit solchen Ängsten bist du nicht allein, und es gibt Wege, diese Dinge zu bearbeiten. Sobald dir der Auslöser bekannt ist, kannst du aktiv an der Auflösung der Ängste mitwirken.

Viel subtiler und kaum ersichtlich aber sind die Ängste, die wir nicht wahrnehmen können, weil sie unser Lebensgefühl nicht einschränken. Sie tun es deshalb nicht, weil wir es nicht anders kennen. Wir sitzen im Topf des Alltäglichen und merken nicht oder können uns auch gar nicht vorstellen, dass es anders sein könnte. Das ganze System Mensch reagiert automatisch: Alles klar, dieses oder jenes Thema habe ich immer schon so gelöst. Was also soll daran schlecht sein? Wenn dich etwas beunruhigt, schiebst du es zur Seite. Gleichgültig, ob es eine spannende

Sache ist oder nicht, das Abenteuer Leben wird schon alles richten. So lange, bis dich eine Panikattacke »aus dem Nichts« aus deinem Alltag schubst. Bis ein Unfall, eine lebensbedrohliche Erkrankung oder die totale Erschöpfung dir nur noch eine einzige Wahl lässt: Raus ins Leben, mit allem, was es zu bieten hat – mit der ganzen grandiosen Vielfalt von Freude und Spaß.

Als eigenverantwortlicher Mensch ist es enorm wichtig, dass du genau weißt, wie du tickst. Wo sind deine Schmerzknoten? Wo liegt die Quelle für Stress? Jede Art von Stress fordert über die Ausschüttung von Hormonen und Botenstoffen dein Immunsystem, und Angst ist definitiv ein Stressfaktor. Die gute Nachricht ist: Mit dem Mut, den du bereits jetzt tagtäglich lebst, kannst du der Angst begegnen, und von diesem Augenblick an wird sie jeden Tag kleiner.

Frage dich auch immer wieder: Warum lohnt es sich, all deine Ängste zu erforschen? Die Antwort darauf können die Enkel sein, die du gern beim Großwerden begleiten möchtest, oder auch eine Reise ins australische Outback. Mein Warum ist: Ich möchte meine Lebensbühne nutzen und Menschen für mehr Milde im Umgang mit sich selbst und mehr Liebe zum Leben begeistern.

Wenn ich mit Klienten arbeite, frage ich sie immer, welches Körpergefühl sie im Augenblick haben. Das kann ein Kribbeln in den Fingern sein, ein Druckgefühl auf der Brust oder ein Knoten in der Magengegend. Diese Eindrücke helfen sehr dabei, den emotionalen Zustand zu erfassen. Der Körper ist wie ein Übersetzungsmodul, wenn der Zugang zu den eigenen Gefühlen verschüttet ist. Durch eine gute Körperwahrnehmung fällt es nicht nur mir leichter, Entscheidungen zu fällen, wenn der Verstand gerade blockiert, weil er zu viele Informationen auf einmal einordnen und bewerten soll. Auch du kannst mit etwas Übung diese Dinge für dich nutzen.

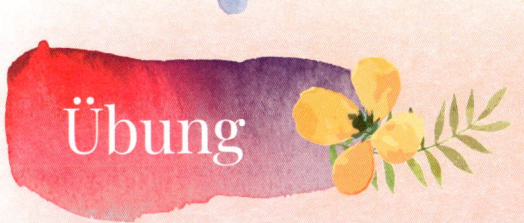

Rechts-links-Balance für Stressabbau

Diese einfache Übung, die auch der Prävention dient, stammt aus meiner Praxisarbeit. Wenn Menschen sehr gestresst sind, schaltet die innere Verarbeitung im Körper-Geist-Seele-System manchmal in einen Minimalmodus. Damit sich dein Stress nicht in Körper und Gehirn manifestiert, zeige ich dir eine kleine Bewegungsübung, die den Stress sofort abbaut. Interessanterweise machen Kinder diese Bewegung ganz natürlich, wenn sie angespannt sind.

Wenn Menschen ihre Aufmerksamkeit locker von rechts nach links wandern lassen, passiert im Gehirn etwas, was auch in der REM-Phase des Schlafes stattfindet: Stressreiche Ereignisse des Tages werden emotional verarbeitet. Es ist, als würdest du auf deinem Handy offene Apps schließen. In manchen Therapieformen werden dafür hauptsächlich Übungen mit Augenbewegungen eingesetzt. Aber auch Berührungen oder andere Aktivitäten, bei denen die Aufmerksamkeit zwischen links und rechte hin- und herwandert, funktionieren sehr gut.

Setze dich bequem hin, und stelle deine Füße locker auf den Boden. Wenn dein Stuhl etwas zu hoch ist, lege ein Kissen oder ein dickes Buch unter deine Füße. Deine Füße stehen locker nebeneinander in einem bequemen Abstand, sie überkreuzen sich aber nicht. Wippe abwechselnd mit den Zehen und dem ganzen Vorderfuß nach oben und wieder auf den Boden zurück – einmal rechts, dann einmal links, dann wieder rechts … Achte dabei nur darauf, wie sich die Bewegung anfühlt. Du musst keinen speziellen Takt halten – alles soll leicht und fließend sein.

Wenn dir die Fußbewegung schwerfällt, kannst du die Übung auch variieren. Lege dazu deine Hände locker auf deine Oberschenkel, und schnippe abwechselnd rechts und links leicht mit den Fingern. Es geht nur um die wechselnde Bewegung, das Schnippen muss nicht hörbar sein. Folge mit deiner Aufmerksamkeit immer dem Schnippen.

Als wingwave-Coach benötige ich oft Lösungen für akute Situationen. Mit dieser Übung kannst du auch auf dem Zahnarztstuhl mit den Füßen »wackeln«. Es stört nicht, und deine Aufmerksamkeit auf die Rechts-links-Bewegung gleicht die Stress verarbeitenden Regionen im Gehirn aus. So bewältigst du das Geschehen leichter, und Stress in einem überwältigenden Maß entsteht vielleicht erst gar nicht.

Die Frage »Wann wird wieder alles so wie früher?« hat mich im ersten Moment nur aufgebracht. Weshalb mich das in diesem Augenblick so berührt hat? Ich wusste damals bereits, dass ich mein Leben nicht mehr so wie früher leben konnte. Zu groß war für mich der Effekt, den die Diagnose Krebs ausgelöst hat. Für mich war und ist bis heute klar: Ein Schritt zurück in mein altes Leben ist mit einem großen Risiko für meine Gesundheit verbunden.

Es geht um ein klares JA zum NEIN!

Was hat Wert, was bringt mich als Mensch weiter, und woran habe ich echte, tiefe Freude?

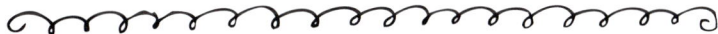

So viele Menschen müssen nach wie vor an Krebs sterben. Sie tun alles, was nur irgendwie möglich ist, um wieder gesund zu werden. Sie gehen ihren Weg voller Würde. Wir haben es nur zum Teil selbst in der Hand, ob wir gesund sind oder gesund werden. Für die einen ist es Glück, für die anderen ein Segen. Für mich ist es ein Segen, denn es ist nicht das erste Mal, dass mir mein Leben geschenkt wurde. Schon allein aus diesem Grund wäre es dumm von mir gewesen, alles beim Alten zu belassen. Es wäre dem Geschenk, das ich erhalten habe, gegenüber respektlos.

Daher bitte ich dich wirklich – egal, mit welchem Hintergrund du dieses Buch liest –, stelle dir die Frage: Willst du in deinem Leben alles so lassen, wie es ist? Fühlst du dich wirklich gut, oder lässt du die ein oder andere Aufforderung zum Tanz links liegen, weil du zu bequem bist? Weil du es ja nicht machen musst oder weil deine Angst zu groß ist? Jetzt ist ein guter Moment für Veränderungen!

Lerne, Nein zu sagen, und auch, Ja zu sagen. Ein Ja für eine bewusst getroffene Entscheidung. Ein Ja zu deinem von dir selbst gestalteten Leben. Vor allem auch ein Ja zu Bauchlandungen. Jede Veränderung braucht Wachstum und die Möglichkeit, durch Erfahrung zu lernen. Jede Mutter und jeder Vater, die ihr bzw. der sein Kind beim Laufenlernen beobachtet, weiß das. Du wirst wieder aufstehen, den Staub abschütteln und weitermachen – mit dem nächsten Ja für einen schönen Tanz durch dein wunderbares Leben.

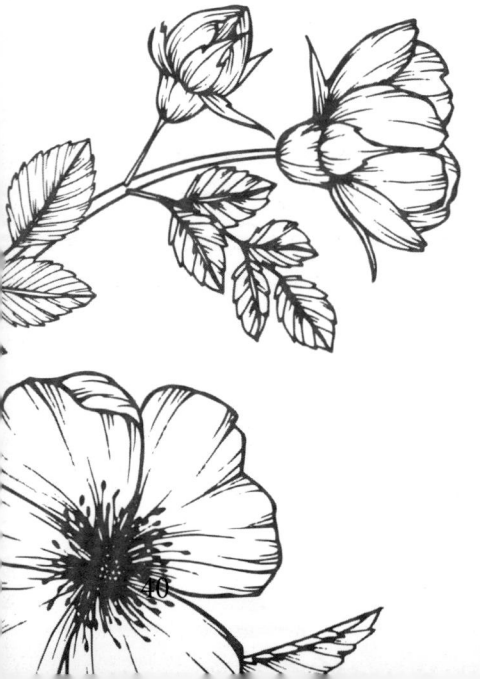

Das Leben:
Genieße es, es gehört dir!

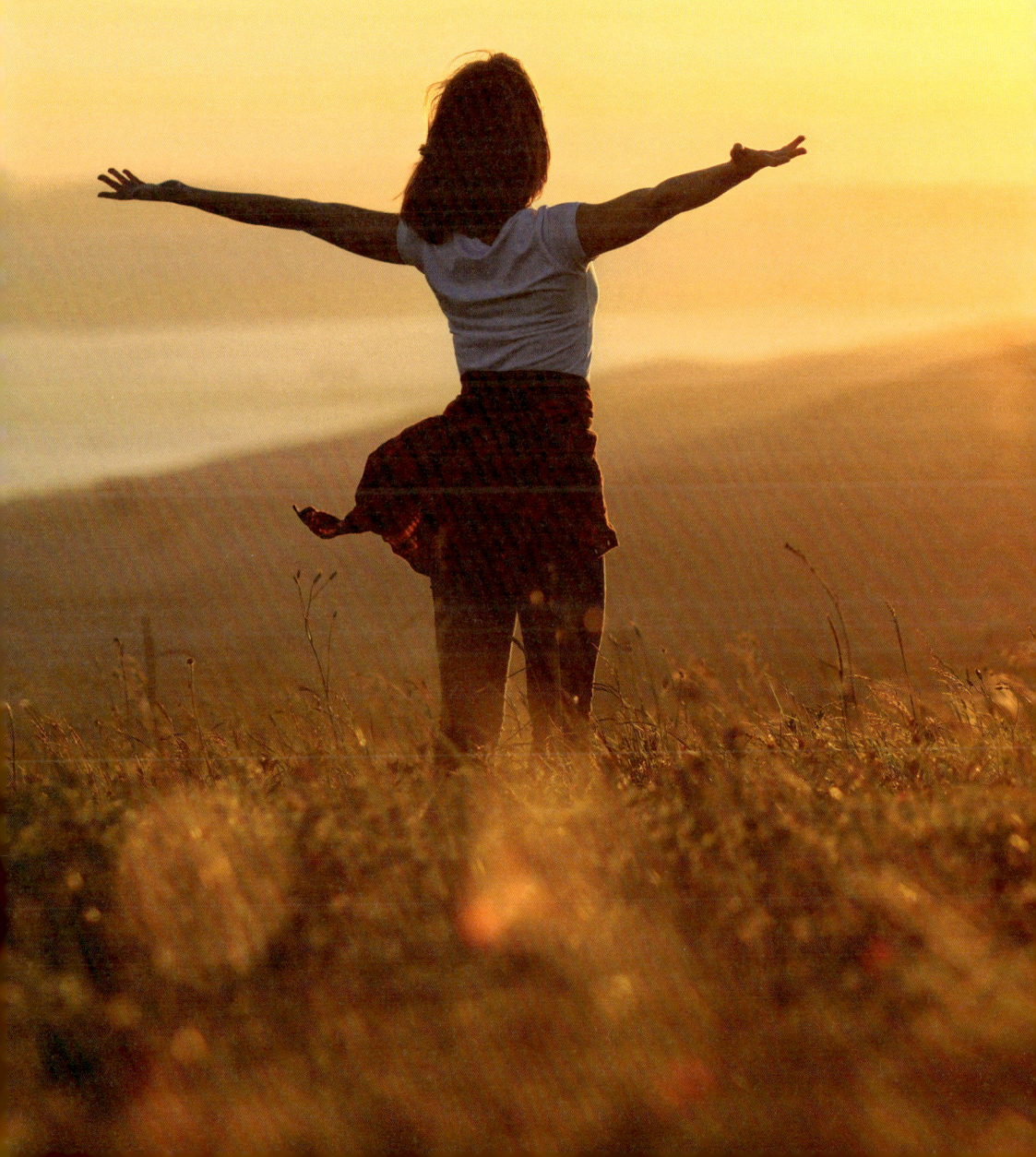

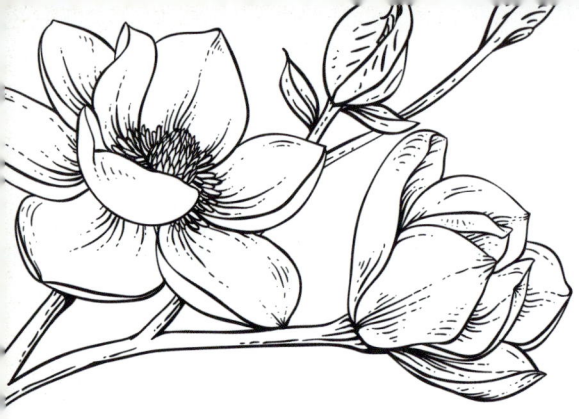

Vergiss alles,
was du bis dato über die Sache weißt!

Weshalb haben wir eigentlich so viel Angst?

Liegt es an der Fülle an Informationen, die viele Lösungsmöglichkeiten bieten, uns aber auch viele Gefahren aufzeigen, an die wir vorher nicht gedacht haben? Wenn ich an die Arbeit mit Menschen denke, die von Angstgefühlen geplagt werden, sind es oft Urängste, die sich bei ihnen in Form von Höhenangst oder Prüfungsängsten ausdrücken.

Besonders körperliche Erkrankungen, z. B. Krebs, sind für viele Menschen Auslöser für schlimme Ängste und Stress. Das geht sogar so weit, dass Menschen den Kontakt mit Patienten abbrechen, weil sie die eigene Angst vor dem Krebs nicht ertragen können. Ein kurioses Highlight war die Aussage einer meiner Bekannten, dass es ihr wirklich leidtäte, sie aber die Angst habe, sich bei mir anzustecken. Deshalb könne sie nicht über ihren Schatten springen und mit mir in Kontakt bleiben. Ich sagte nur: »Gute Reise!« – auch und gerade, weil ich weiß, dass man gegen solche Ängste etwas tun kann.

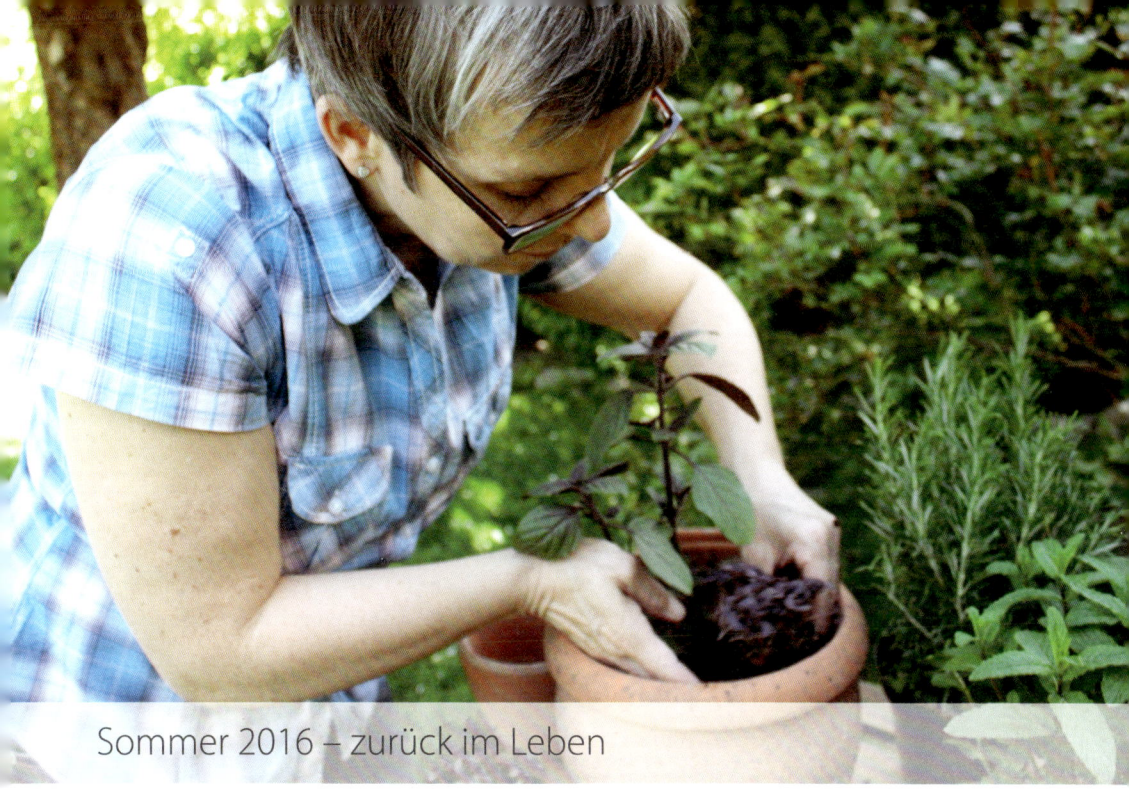

Sommer 2016 – zurück im Leben

Vergiss alles, was du über die Sache weißt – ob es um Krebs, Burn-out oder etwas anderes geht! Damit du für dich die richtigen Entscheidungen im Leben treffen kannst, ist es wichtig, dass du von Zeit zu Zeit neu startest. Wie in deinem Garten, den du von Unkraut befreist, damit du die Beete wieder bepflanzen und dich an neuen Blumen und Gemüse erfreuen kannst.

Eine überstandene Krise ist für viele Menschen der Auslöser, aktiv zu werden. Wenn du lernst, alles auf Null zu setzen, kannst du neu beginnen. Ich schreibe ganz bewusst »nach einer überstandenen Krise«, denn in der Akutphase einer schweren Erkrankung geht es erst einmal nur darum, zu leben. Unkraut jäten ist angesagt, wenn du dich wieder frei bewegen kannst. In der akuten Phase brauchen wir Menschen um uns herum, die einen Teil des Denkens für uns übernehmen, die Informationen für uns sammeln und uns heilsame Energie geben, damit wir alles bearbeiten können. Kurz: echte Freunde und eine starke Familie.

Wie viele Menschen glauben, etwas zu wissen – insbesondere über Krebs –, habe ich schnell gemerkt, als mir die ein oder andere Frage gestellt wurde. Wie kann es sein, dass du Krebs hast? Du warst doch immer so gesund unterwegs. Oder die anderen, die darüber nachdachten, wo in den Tiefen meiner Seele ich einen hammermäßigen Konflikt versteckt hielte. Nun ja, das sind Meinungen von außen, die uns das Leben schwer machen können. Viel wichtiger aber ist, dass du deinen eigenen Wissenspool überprüfst. Im Laufe unseres Lebens sammeln wir enorm viele Informationen und sortieren und bewerten sie auch. Aber wer bewertet sie genau? Mit welcher Stimme im Kopf sagst du: richtig oder falsch?

Ich denke, wenn du in dich hineinspürst, wirst du mir recht geben: Es gibt zu vielen Erkrankungen oder Krisen im Leben ganz viele Informationen in dir, die du selbst überhaupt noch nicht bewertet und eingeordnet hast – Allgemeinplätze, Bruchstücke, vieles aus den Medien. In Wirklichkeit sind die meisten Informationen, die wir in uns tragen, nur Meinungen.

WISSEN IST EINE SAMMLUNG VON IM AUGENBLICK FÜR WAHR BEFUNDENEN MEINUNGEN!

Schon morgen kann diese Meinung sich ändern – und somit auch die Wahrheit, die uns das Leben schwer macht, die verhindert, dass wir einen offenen und einen möglichst aktiven Umgang mit unseren Ängsten finden.

Woher kommen die »Wahrheiten« in uns?

Es waren natürlich auch in meinem Kopf so viele Bilder – alle mit einem unbestimmten, nicht fassbaren Hintergrund. Medien sind eine Quelle für unsere Informationen, unser soziales Umfeld eine andere. Die eigene Familie speist uns nicht nur mit Wissen, sondern wir tragen auch einen Abdruck ihrer Erfahrungen und Deutungen in unseren Zellen, über die für gewöhnlich nicht gesprochen wird und derer wir uns oft nicht bewusst sind. Ein kleines Ereignis reicht schon aus, und die Angst wird aktiv. Ich nenne dies »Missverständnisse auf Zellebene«, weil die Ängste sich in unser Zellgedächtnis geschlichen haben, ohne dass wir es bemerkt haben.

In dem Moment, in dem du dieses Wissen hinter dir lässt, die Ansammlung von Meinungen, die du in deinem Herzen und in deinem Kopf trägst, ignorierst, indem du alles, was war und was du irgendwo abgespeichert hast, abschüttelst, öffnet sich der Raum für einen Neuanfang und für neue Chancen. Mitten in der Krise kann eine Wende im Leben möglich sein.

Ich weiß, dies ist eine große Herausforderung für viele von uns, weil es unser Bestreben ist, erst einmal Wissen zu sammeln und möglichst viele Informationen zu sortieren. Besonders sensible Menschen haben oft eine halbe Bibliothek zu Hause. Alles rund um die Themen »menschliche Gesundheit«, »Ernährung«, »Tumorerkrankung«, »seelisches Wohlbefinden« und »Resilienz« kannst du auch in meinem Bücherregal finden. Die letzten dreißig Jahre hat sich hier unglaublich viel Wissen angesammelt.

Dennoch ist es wichtig, dass du immer wieder aufs Neue prüfst, was genau in diesem Augenblick für dich tatsächlich gültig ist, was für dich Sinn ergibt und vor allem, was zu dir passt.

Mit Kopf, Herz und Bauchgefühl die beste Lösung finden

Was nutzt es, wenn uns Empfehlungen gegeben oder Hinweise wie Medizin verabreicht werden, die uns eher Unbehagen bereiten und mit denen wir überhaupt nichts anfangen können? In der Situation, in der wir als tumorerfahrener oder krisenerprobter Mensch gerade sind, ist es unglaublich wichtig, die Spreu vom Weizen zu trennen. Und das fällt nicht immer leicht. Ich selbst hinterfrage die klassische Medizin genauso wie die alternativen Angebote – ich bin ein ungläubiger Thomas. Ich möchte immer wissen, wieso mir bestimmte Ratschläge gegeben werden. Das funktioniert am besten, wenn ich sie mir erst einmal ohne eine feste Meinung anhöre, aber dafür braucht es Freiraum und auch ein klein wenig Zeit.

Wenn dir jemand seine Wahrheit verkaufen will, nutze jedes deiner Gehirne: das Herz-Hirn für dein emotionales Empfinden, das Bauch-Hirn für deine Intuition und das Kopf-Hirn für dein logisches Denken. Überprüfe alles, was du hörst, für dich allein – frei von irgendeiner Meinung, von irgendeiner Wahrheit. Nimm dir am besten ein unbeschriebenes Blatt Papier, und notiere darauf, was sich für dich gut anfühlt und was natürlich auch Sinn ergibt. In Form einer Mind-Map lassen sich die drei Bereiche »Empfinden«, »Intuition« und »Denken« perfekt abbilden. Das funktioniert am besten, wenn du so tust, als würdest du zu deinem Thema überhaupt nichts wissen.

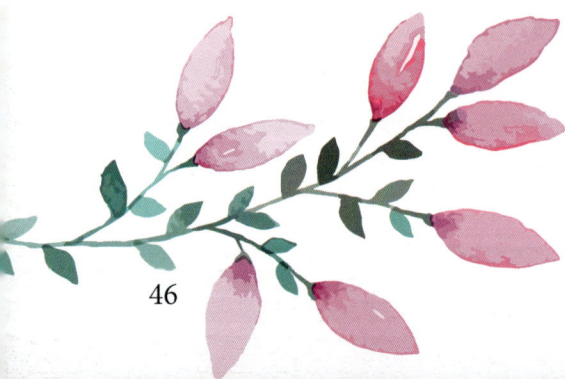

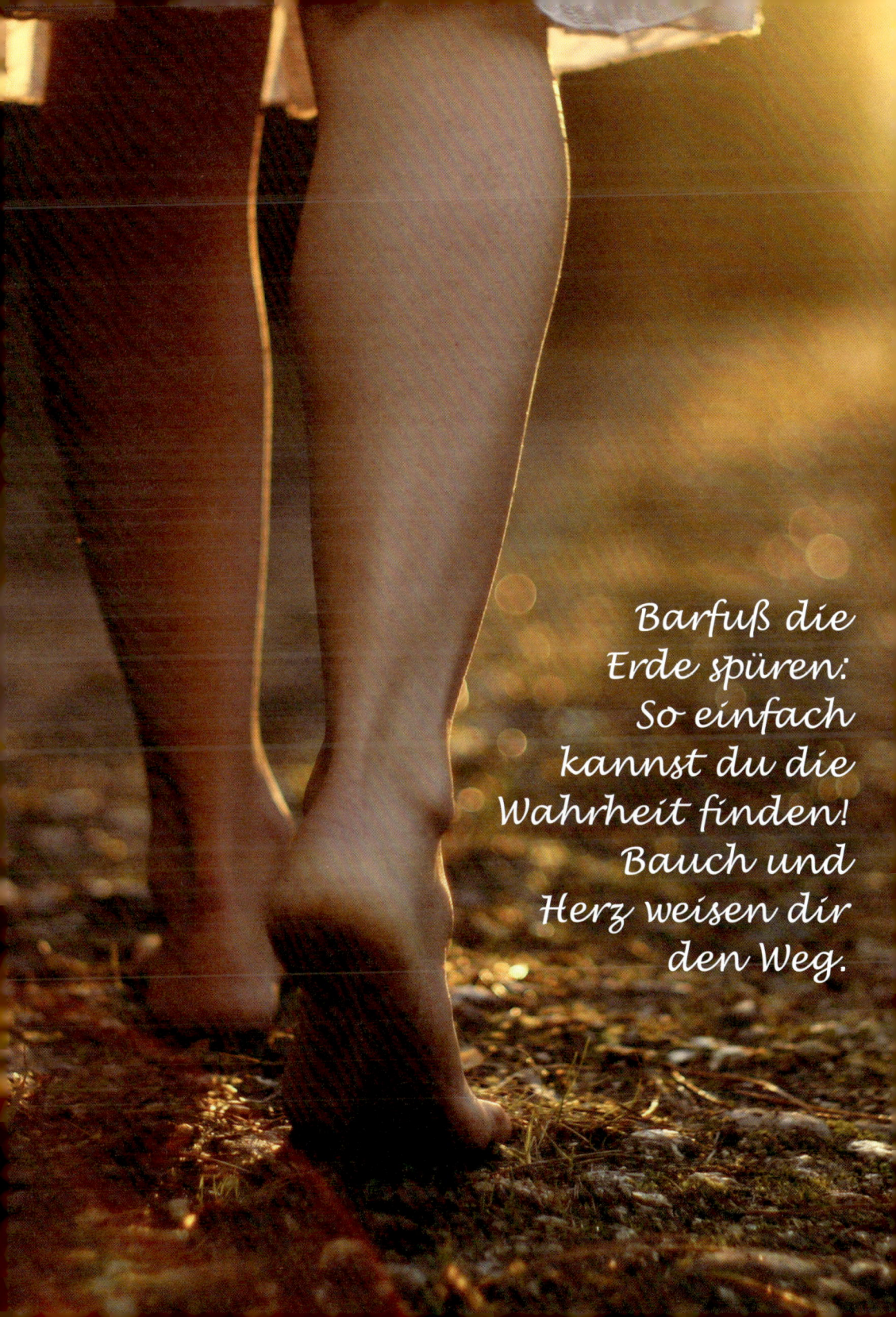

Barfuß die
Erde spüren:
So einfach
kannst du die
Wahrheit finden!
Bauch und
Herz weisen dir
den Weg.

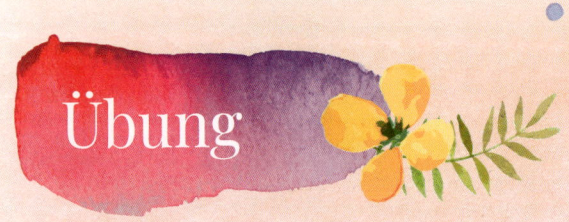

Sortiere deine Gedanken mithilfe einer Mind-Map

Mit einer Mind-Map, einer Gedankenlandkarte, kannst du spielerisch deine Gedanken ordnen. Dazu gehören Ideen, Emotionen und innere Dialoge – einfach alles, was du in Worte fassen kannst und was dich beschäftigt. Jedes Wort, das dir einfällt und das du gern auf dein Blatt schreiben möchtest, ist richtig. Manches löst Gefühle aus, bei anderen Dingen weißt du, dass es so, wie es gesagt wurde, richtig ist.

Im Zentrum deiner Mind-Map steht dein Thema. Trage innerhalb von 15 Minuten rund um dieses Zentrum im ersten Schritt alles ein, was dir dazu in den Sinn kommt. Teile die Zeit auf: In den ersten 5 Minuten schreibst du alles in deine Mind-Map, was du über dein Thema weißt, also dein Wissen (im Beispiel in den gelben Wolken). Im nächsten Schritt geht es darum, wie es sich für dich anfühlt, diesen Weg zu gehen. Die Begriffe zum Aspekt Herz findest du im Beispiel in den rosa Wolken. In den letzten 5 Minuten rufst du deine innere Stimme, deine Intuition, um Hilfe. Im Beispiel ist dieser Aspekt auf blauen Wolken dargestellt.

Schreibe einfach alles auf, ohne es zu bewerten, und möglichst schnell, damit dein Verstand keine Zeit hat, bereits an dieser Stelle auszusortieren. Versuche, für das, was du wahrnimmst, ein Wort zu finden. Manchmal benötigen wir auch mehr als ein Wort, um einen Gedanken sinnvoll nachzuvollziehen.

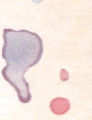

Thema:
REHA-KLINIK

Wissen

Kasse zahlt, Katze versorgt,
Wartezeit 2 Wochen,
Chiemsee-Region, ganzheitlich
orientiert, vegane Ernährung,
moderne Therapie

Herz

Zuwendung, Angst vor Fremden,
Sorge um zu Hause, Aufregung,
Hilfe, wirkt Vertrauen
erweckend, fröhliche Gesichter

Intuition

viel Grün, Lachen,
schöne Begegnungen,
Entspannung

Thema:
BERUFLICHER
WECHSEL

Herz

nette Kollegen verlassen,
neue Herausforderung, Freude,
Ängste (Schaffe ich das?),
neues Team, Liebgewonnenes loslassen

Intuition

ein wichtiger Schritt,
Entwicklung,
Arbeitsplatz mit viel Licht

Wissen

passende Arbeit,
Einarbeitung, Fahrtweg,
Kollegen, Gehalt, Perspektive

Verlasse als Nächstes deinen Schreibplatz für eine kurze Zeit, vielleicht machst du dir eine Tasse Tee oder gehst vor die Tür und atmest frische Luft ein. Kehre dann zurück zu deiner Mind-Map, und streiche alle doppelten Begriffe durch. Welche Wörter treffen beim zweiten Hinsehen nicht genau deine Gedanken und deine Gefühle? Streiche auch sie weg. Falls dir neue Einsichten kommen, schreibe sie zu deiner Mind-Map dazu. Du kannst diesen Prozess öfter durchlaufen. Betrachte deine Gedankenlandkarte als Spiel. Je mehr du dich auf den schöpferischen Aspekt dieser Art von emotionaler und mentaler Klärungsarbeit einlassen kannst, desto näher kommst du dem Kern deiner inneren Weisheit. Fühle dich so frei, wie du es genau jetzt sein kannst – deine Seele nimmt deine Einladung zur Kommunikation sehr gern an, da bin ich mir wirklich sicher. Jedes Wort, jeder Gedanke, jeder Impuls ist in diesem Augenblick genau passend. Durch deine Mind-Map kannst du dich und deine Bedürfnisse viel besser spüren und für dich passende Entscheidungen treffen.

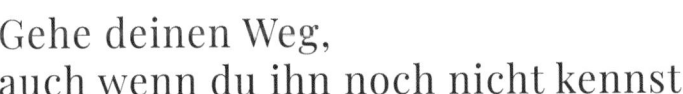

Gehe deinen Weg,
auch wenn du ihn noch nicht kennst

Du hast keine Ahnung, wie dein Weg aussehen soll? Fängst du jetzt gerade an, zu recherchieren? Bleibe ganz bei dir. Es ist wichtig, dass du die bestmögliche Strategie für dich herausfindest. Denn das, was für Tante Lotti, Nachbarn Meier oder wen auch immer funktioniert hat, muss noch lange nicht für dich funktionieren. Es ist nicht deine Wahrheit.

Selbst wenn du für dich eine Wahrheit gefunden und dich für eine Möglichkeit auf deinem Weg der Heilung entschieden hast, darfst du deine Meinung auch ändern. Du gehst vielleicht den klassischen schulmedizinischen Weg. Oder du holst dir komplementäre Unterstützung, um verschiedene Nebenwirkungen abzufangen. Vielleicht kombinierst du auch ganz neue Erkenntnisse mit deinem persönlichen Wissen. Wie auch immer: Es ist dein persönlicher Weg und deine Reise zu deiner Wahrheit.

Auf diesem Weg und den manchmal steilen Bergtouren brauchst du ganz viel Kraft, Mut und Menschen an deiner Seite, die respektieren, dass du deine eigene Wahrheit und deine eigene Meinung erst finden oder neu definieren musst. Wenn du ein Mensch bist, der von Haus aus viele Befürchtungen mit sich trägt oder sehr sensibel auf Ereignisse reagiert, sei so gut zu dir, wie du nur kannst, und hole dir Unterstützung und Beistand. Es gibt hervorragende Möglichkeiten, die dir dabei helfen, alte Glaubenssätze zu verabschieden. Mit jedem Schritt, den du so machst, verlierst du deine Ängste immer mehr, du kommst zu dir zurück und kannst dein Leben einfach leicht leben.

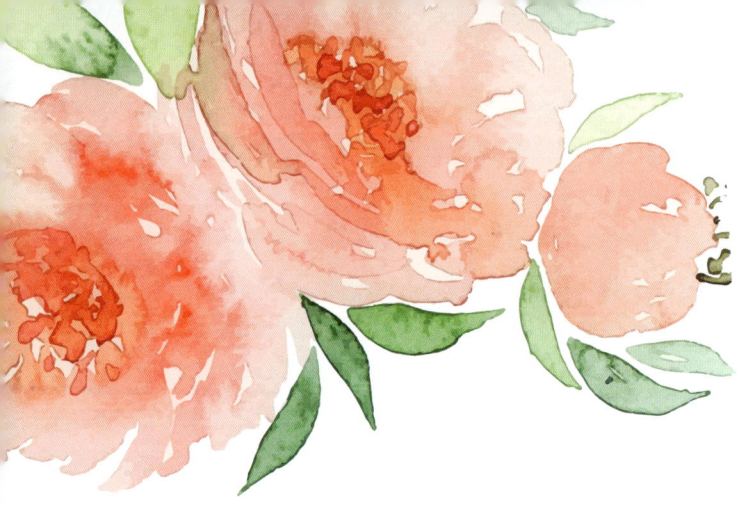

Hoffnung –
(d)ein Weg zur Heilung

Hoffnung ist ein Heilmittel, das mindestens genauso gut wirkt wie Medizin! Besser gesagt: Ohne Hoffnung bleibt jede Medizin unter ihren Möglichkeiten. Jemandem die Hoffnung zu nehmen, sollte meiner Ansicht nach wie ein körperlicher Übergriff geahndet werden. Jede Verbesserung in einer Krise kann durch Hoffnung erst ihren Anfang nehmen. Wenn du keine Hoffnung hast, warum lohnt sich dann der Griff zur Tablette bei Kopfschmerzen oder die Operation?

Hoffnung auf eine bessere Zukunft macht den Weg frei. Besonders, wenn es um die Ernstfälle im Leben geht. Was uns Hoffnung gibt, ist allerdings so unterschiedlich wie jeder einzelne Mensch. Nur mit viel Feingefühl und Achtsamkeit können wir herausfinden, was jedem die Hoffnung zurückgibt, die er bereits verloren geglaubt hat.

Eine Möglichkeit, Hoffnung zu schöpfen, bietet sich, wenn wir uns daran erinnern, was uns schon einmal einen Erfolg gebracht hat. Aus Erfahrung wissen wir, dass ein Schmerzmittel in bestimmten Situationen Erleichterung verschafft, und daraus ergibt sich ein gewisses Maß an Vertrauen. So hatte ich z. B. vor meiner Operation definitiv die Hoffnung, dass Schmerzen kein Problem sein würden, und so war es dann auch.

Das Prinzip Hoffnung trägt natürlich weit über akute Situationen hinaus. Es geht darum: Wie wird das Leben sein, wenn diese Krise überstanden ist? Kann ich wieder der Mensch sein, der ich gern sein möchte? Wie lange begleitet mich eine Erkrankung oder eine seelische Krise? Kann ich darauf bauen, genügend Hilfe und liebevolle Menschen zu finden, die mich so mögen, wie ich nun einmal bin? Wartet eine Aufgabe auf mich? Wie kann ich sie ausfüllen? Will ich genauso weitermachen wie vor meiner Krise?

HOFFNUNG KANN DANN GREIFEN, WENN DU DICH MIT DEINER ENTSCHEIDUNG WOHLFÜHLST!

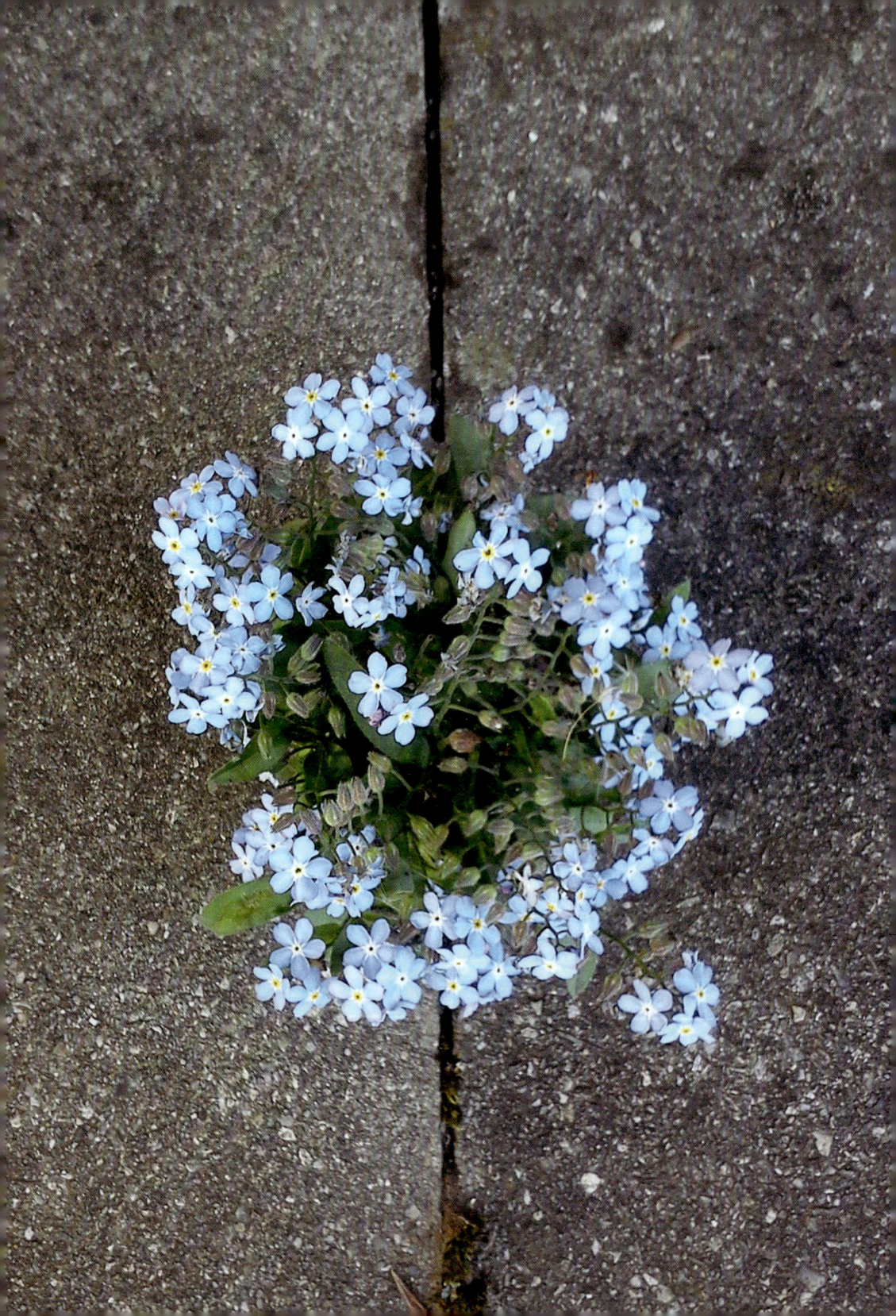

Jeder Mensch, der in seinem Leben auch nur ein einziges Mal erfahren hat, dass keine Situation für immer ist, trägt den unbesiegbaren Samen der Hoffnung in sich!

Genau das ist der Punkt. Jeden Tag begleiten uns unglaublich viele Fragen und Entscheidungen. Jeden Tag aufs Neue beschließen wir, wieder aus dem Bett zu krabbeln und unser Bestes zu geben für unsere Hoffnung. Irgendwann hat die Erfahrung, dass Dinge wieder gut werden können, ihren Anfang genommen. Vielleicht, als deine Mutter dir etwas empfohlen hat oder weil eine wunderbare Lehrerin da war, die dir einen neuen Raum eröffnet hat, und Mathe plötzlich nicht mehr unerträglich schwer war, sondern eine tolle Sache. Deine Hoffnung war auf jeden Fall: Es wird in der Folge besser sein. Wenn Menschen ein Lebensziel außerhalb ihrer selbst haben, leben sie ein anderes Leben.

Lieber Leser, liebe Leserin, verstehe mich hier richtig: Es geht nicht darum, allein auf die Hoffnung zu setzen, wenn du ein Leiden hast. Schon gar nicht in die Richtung, dass du falsch denkst und deshalb krank bist! Das ist eine Ansicht, die mich richtig aufbringt.

Welche Strategien du auf deinem Weg der Heilung wählst, das entscheidest allein du, und damit du das gut kannst, solltest du Unterstützung annehmen. Sicher ist es oft nicht leicht, unterschiedliche Sichtweisen unter einen Hut zu bekommen. Aber genau das ist nötig, um die bestmögliche Entscheidung zu treffen.

MANCHMAL IST BESTMÖGLICH NUR EINE ANNÄHERUNG, WEIL IDEAL EINFACH NICHT GEHT.

Hier kommt nun wieder die Hoffnung ins Spiel. In dem Moment, in dem du deine Hoffnung auf eine Therapie setzt, kann sie einfach besser wirken. Viele Ärzte und Therapeuten kennen das aus ihrer Erfahrung, und sie sind sich ihrer Verantwortung sehr bewusst: Sie können mit einer Bemerkung unglaublich viel in Bewegung bringen. Wie kannst du aber die Hoffnung behalten, wenn es gerade nicht so gut läuft? Wenn du das Gefühl hast, dass sich alles gegen dich verschworen hat, eine Therapie nicht anschlägt, du einfach nur erschöpft bist und Ruhe haben willst? Die folgenden Gedanken können in solch einer Situation eine große Hilfe sein:

- Nichts ist – beziehungsweise bleibt – auf Dauer so, wie es ist.

- Was hat in deinem Leben richtig gut funktioniert, obwohl andere der Meinung waren, dass es nicht gehen würde?

- Wann in deinem Leben warst du von dir selbst überrascht, weil du etwas für dich Schweres geschafft hast?

- Was ist dein nächster Schritt, und wer hilft dir dabei?

- Bist du bereit, Verantwortung zu übernehmen?

- Wer könnte ein Vorbild für dich sein? Wen bewunderst du? Welche Eigenschaften dieser Person kannst du für dich übernehmen?

Welche Gedanken kommen dir beim Lesen dieser Sätze in den Sinn? Gibt es eine schöne Erinnerung, eine Inspiration dazu? Schreibe sie auf einen Zettel oder in ein kleines Notizbuch. So hast du immer einen aufbauenden Impuls bei dir.

Niemand kann allein die Aufgabe übernehmen, dir deine körperliche und seelische Gesundheit wiederzugeben. Es ist ein Zusammenspiel von verschiedenen Faktoren – und neben Zuversicht, medizinischer Versorgung und einer passenden Lebensführung gehört auch deine Verantwortung für Entscheidungen dazu. Das ist enorm wichtig, weil du auf diese Weise wieder in deine Kraft kommst und bei dir bist. Selbst, wenn du eine Wahl triffst, die sich nicht als optimal herausstellt, war es diesen Versuch wert. Es war deine Wahl, und damit bringt es dich wieder ein Stück näher an dein Ziel heran. Du stärkst deine Selbstwirksamkeit, und mit jeder Entscheidung, mit jedem Schritt gewinnst du deine Souveränität zurück. Du fühlst dich freier und erkennst immer besser, wer du wirklich bist: eine zauberhafte Seele, die sich diesen Platz hier auf dieser Erde voller Hoffnung ausgesucht hat, die Herzklopfen kennt und einen Körper hat, der vor Freude zittern kann. Ich weiß, dass du das kannst, denn ich bin diesen Weg genauso wie du gegangen, und jetzt gehst du Schritt für Schritt zurück in deine Leichtigkeit.

Ein Anliegen habe ich noch, das eng mit deiner Hoffnung verbunden ist. Frage dich: Für was streckst du dich dem Leben entgegen? Was möchtest du noch haben, erreichen und fühlen in deinem Leben? Woran hast du noch nie gerochen, und welchen Wind willst du auf deiner Haut spüren? Welches Salz möchtest du auf deiner Zunge schmecken und von welchem Gipfel herunterschauen? Was willst du unbedingt in deinem Leben hören? Wo willst du gewesen sein und welche Geschichten erzählen, wenn du so weit bist, dass du Zeit hast, dies zu tun? Gestalte dir eine Visionscollage ähnlich dem Mut-Bild auf Seite 28, oder schreibe deinen Antrieb oder Traum in allen Einzelheiten auf. Was auch immer du tust, hole diese Dinge in dein Leben – jetzt!

Hoffnung ist ein grundlegendes Werkzeug für den Weg aus einer Krise, egal, ob diese Krise körperlicher, geistiger oder seelischer Natur ist. Ein für mich sehr wichtiger Aspekt von Hoffnung ist meine Spiritualität, denn ich bin ein sehr spiritueller Mensch. Meine Geschichte und mein Werdegang haben mich in diese Richtung geführt. Ohne die feste Überzeugung, dass es mehr gibt zwischen Himmel und Erde, als wir für gewöhnlich wahrnehmen, wäre mein Leben nicht so voller Optimismus. Dazu erzähle ich in einem anderen Kapitel mehr – aber dieser Aspekt gehört für mich untrennbar zur Hoffnung dazu.

Setze dich in Bewegung

Bewegung hat unterschiedliche Wirkungen auf deinen Körper. Dir kommen sicherlich Begriffe wie »Fitness«, »Kraft« oder »Ausdauer« in den Sinn, je nach Ausgangssituation auch das Thema »Gewicht«. Bewegung kann aber noch viel mehr: Schon kleine Bewegungseinheiten verändern dein Hormonsystem. Gerade die Formen von Bewegung, die ich im Sinne der Traditionellen Chinesischen Medizin als Lebenspflege verstehe, sind großartige Möglichkeiten. Aber auch einfache Spaziergänge, Qigong oder leichte Gartenarbeit können für Körper, Geist und Seele sehr wirksam sein.

Je nach körperlicher Leistungsfähigkeit solltest du das Wort »Sport« durch »Bewegung« ersetzen. Viele Menschen haben, was den Begriff »Sport« angeht, schlechte Erinnerungen. Sei es, weil sie in der Schule so manchem Anspruch nicht gerecht wurden oder weil sie noch nichts gefunden haben, was ihnen bewegungstechnisch Freude macht. Wenn du eine körperlich oder seelisch herausfordernde Situation meistern musst, ist es für deine weitere Genesung und Gesunderhaltung absolut notwendig, dass du dich bewegst!

Es gibt nur wenig Dinge, wo ich sage: Du MUSST! Jetzt ist es so weit. Dabei – ich gestehe – bin ich selbst unglaublich faul. Ich finde es wirklich nicht lustig, meine Gliedmaßen in irgendeiner Form mehr als notwendig in Schwung zu versetzen. Aber, es nützt nichts. Wenn ich es nicht mache, habe ich massive Schmerzen im ganzen Körper – und das ist noch viel weniger lustig. Da ich aufgrund meiner Tumorgeschichte möglichst keine Schmerzmittel zu mir nehmen will, bleibt mir nichts anderes übrig, als meine Trägheit zu überwinden und mich zu bewegen.

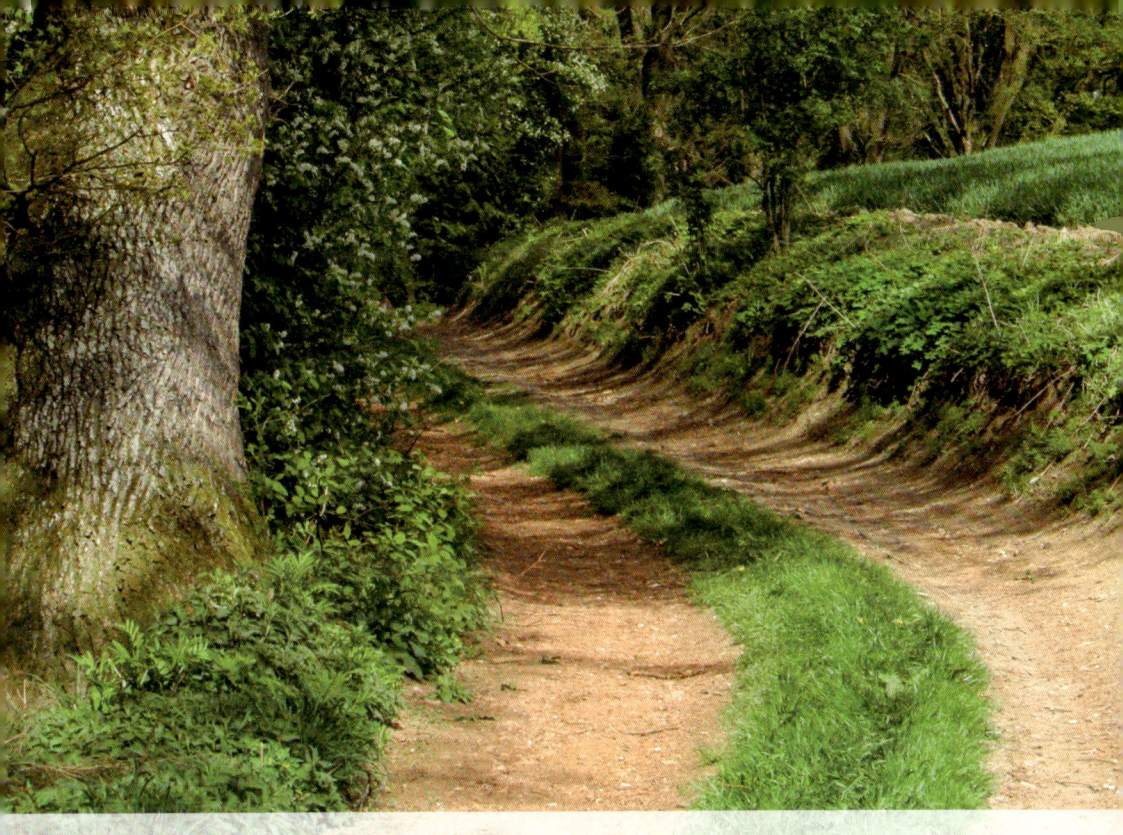

Frühling 2015 – die ersten Wanderungen

Trotz meiner Unlust und der Überwindung, die es mich jedes Mal kostet, fast täglich mindestens eine halbe Stunde sanfte körperliche Übungen zu machen, bin ich unglaublich dankbar dafür, dass ich mir auf diese einfache Weise selbst helfen kann. Jedes Medikament würde meine verbliebene Niere schwächen. Unsere Entgiftungsorgane sind sehr dankbar, wenn wir sie durch Verzicht auf Medikamente schonen. Jede Behandlung kostet zudem Zeit und Geld. Bewegung an sich hilft dir vielleicht genauso wie mir, weniger Schmerzen zu haben, und schützt gleichzeitig deine Zellen. Eine abwechslungsreiche Auswahl an Übungen macht den Start viel harmonischer. Einfaches Gehen, Walking mit Stöcken und Smoveys, Qigong, Yoga, Faszientraining, Rad fahren und im Wohnzimmer tanzen – je nach Lust und Laune. Was möchtest du gern ausprobieren?

Je nachdem, wie wir uns gerade fühlen und wie das Wetter ist, findet unsere innere Couchpotato immer einen Vorwand, sich nicht zu bewegen. Für einige Bewegungsformen lohnt es allerdings nicht nur der Motivation wegen, einen Kurs zu besuchen. Gerade bei Yoga oder Qigong spürst du eine deutliche Energieerhöhung in Körper, Geist und Seele, wenn du es in der Gemeinschaft ausübst. Ich gehe immer noch gern in eine Gruppe, weil dort der Austausch und die Energie eine wichtige Rolle spielen, Spaziergänge im Wald mache ich hingegen lieber allein. Hier ist es die Natur selbst, mit ihrer unübersehbaren Lebenskraft, ihrer Liebe zum Leben, die deinen Körper reinigt, gleichzeitig mit Sauerstoff und mit kraftvoller Energie versorgt. Egal, was du tust, dein ganzes Menschsein profitiert von sanfter, liebevoller Bewegung.

Vielleicht ist dir aufgefallen, dass ich hier nicht von Leistungssport schreibe. Das liegt an meiner Ausrichtung auf das Konzept der Lebenspflege. Ich möchte einen Menschen, der durch eine chronische Erkrankung geht, nicht seine körperlichen Grenzen überschreiten lassen. Eine moderate und regelmäßig ausgeführte Bewegungsform ist eindeutig die bessere Lösung. Allerdings kenne auch ich Frauen und Männer, die durch ein Training, das an Leistungssport grenzt, ihre Gesundheit stabil halten. Wenn du so etwas planst, nimm die Begleitung durch einen erfahrenen Trainer in Anspruch, und informiere deinen Arzt über dieses Projekt, damit du deine Grenzen genau kennenlernst und nicht über sie hinausgehst. Ich meine nicht mentale Hürden, sondern die körperlichen Gegebenheiten.

Jede Art von Überanstrengung kann dir auch schaden. Daher sei einfach gut zu dir, und wenn dir danach ist, deine neuen körperlichen Grenzen auszutesten, dann traue dich ruhig ran, aber lasse auch zu, dass du Grenzen spürst. Diese Grenzen stetig zu erweitern, ist ein wichtiger Schritt in deinem neuen Leben – in deinem Tempo und mit Blick auf das, was dein Körper ohnehin leisten muss.

Auch wenn ich eine sanftere Herangehensweise empfehle, möchte ich dich darin bestärken, einfach auf dich selbst zu hören. Wann immer dir nach mehr Aktion ist, tue es einfach, aber eben mit qualifizierter Begleitung. Denn du bist der beste Spezialist für deine Bedürfnisse.

Bewegung – ein Segen für Verstand und Seele

Ein weiterer Vorteil von Bewegung ist die Produktion von Glückshormonen. Jede Art von Training ist dabei wirksam – deine Glückshormone werden mehr, die Stresshormone weniger. Auch dies ist mittlerweile bekannt: Hormone wie Adrenalin und Cortisol werden abgebaut, wenn du dich bewegst. Diese Substanzen und noch viele mehr produziert unser Körper, wenn wir stressigen Situationen begegnen müssen. Sie drosseln aber gleichzeitig unser Immunsystem oder verursachen Symptome, die sich wie eine Panikattacke anfühlen können. Deshalb ist auch für jede Art von Angst Bewegung ein probates Mittel zur Vorbeugung, Milderung und Vermeidung.

Die Bewegung, die du wählst, sollte dir gefallen und für dich passend sein. Es ist wichtig, dass du einiges ausprobierst und herausfindest, was dir guttut. Es soll kein zusätzlicher Stress entstehen. Und es ist Zeit, jede Art von Leistungsgedanken über Bord zu werfen. Wenn entdeckt wird, dass du ernsthaft krank bist, ist dein Körper in einem Zustand, in dem er seit einiger Zeit viel leisten muss. Daher ist es auf jeden Fall gut, wenn du deine Therapeuten darauf ansprichst, welche Art von Bewegung für dich geeignet ist. Wenn du akute Schwächeanfälle hast oder anstrengende Behandlungsphasen anstehen, kann es deine Lernaufgabe sein, dir Ruhe zu gönnen. Für viele Menschen ist auch das nicht wirklich einfach. Aber dein Körper und deine Seele brauchen genauso diese Zeiten – keinen Finger rühren, einfach schlafen und annehmen, was ist.

Bewegung lehrt uns auf allen Ebenen den Unterschied zwischen An-spannen und Loslassen. Wenn du Bogen schießen möchtest, braucht es den Vorgang des Spannens. Wenn du die Sehne zu wenig spannst oder zu früh loslässt, erreicht der Pfeil nie sein Ziel. Bewegung bringt Ruhe in dein System, auch wenn es dich manchmal vor Angst schüttelt. Aber mit jedem Schritt kommst du dir selbst wieder näher. Wenn ich nach fünf Jahren spüre, wie tot geglaubte Nerven ihr Dasein an mein Gehirn melden, ist dies für mich ein Wunder. Das Wunder, welche Flexibilität unser Körper hat und mit wie wenig Bewegungsimpulsen er zufrieden ist. Nichts ist nach einer Erkrankung oder tiefen Krise mehr so, wie es war – es ist neu und anders, aber nicht schlechter.

Meine Wertschätzung für jede Bewegung, die ich genau so ausführen kann, wie ich sie haben will, wächst immens. Damit schreibe ich einer sanften und liebevollen Art der körperlichen Betätigung eine weitere sehr wichtige Aufgabe zu.

Es geht um Selbstwirksamkeit, die eigenen Grenzen zu erweitern, damit die Zügel wieder in der eigenen Hand liegen. Als ich 2014 anfing, mir meinen Weg wieder zu erwandern, spürte ich bis in die letzte Zelle, wie wertvoll das Leben ist und dass mich der Alltag nie wieder so in Beschlag nehmen wird, wie es bis dahin oft der Fall gewesen war. Mit jedem Schritt hat sich mein Körper wieder mit meinem Geist und mei-ner Seele verbunden. Draußen sein, die Luft riechen, die Vögel hören, Farben sehen und die Energie der Natur bis in die letzte Zelle spüren – das wünsche ich dir aus tiefstem Herzen. Mache dich auf den Weg!

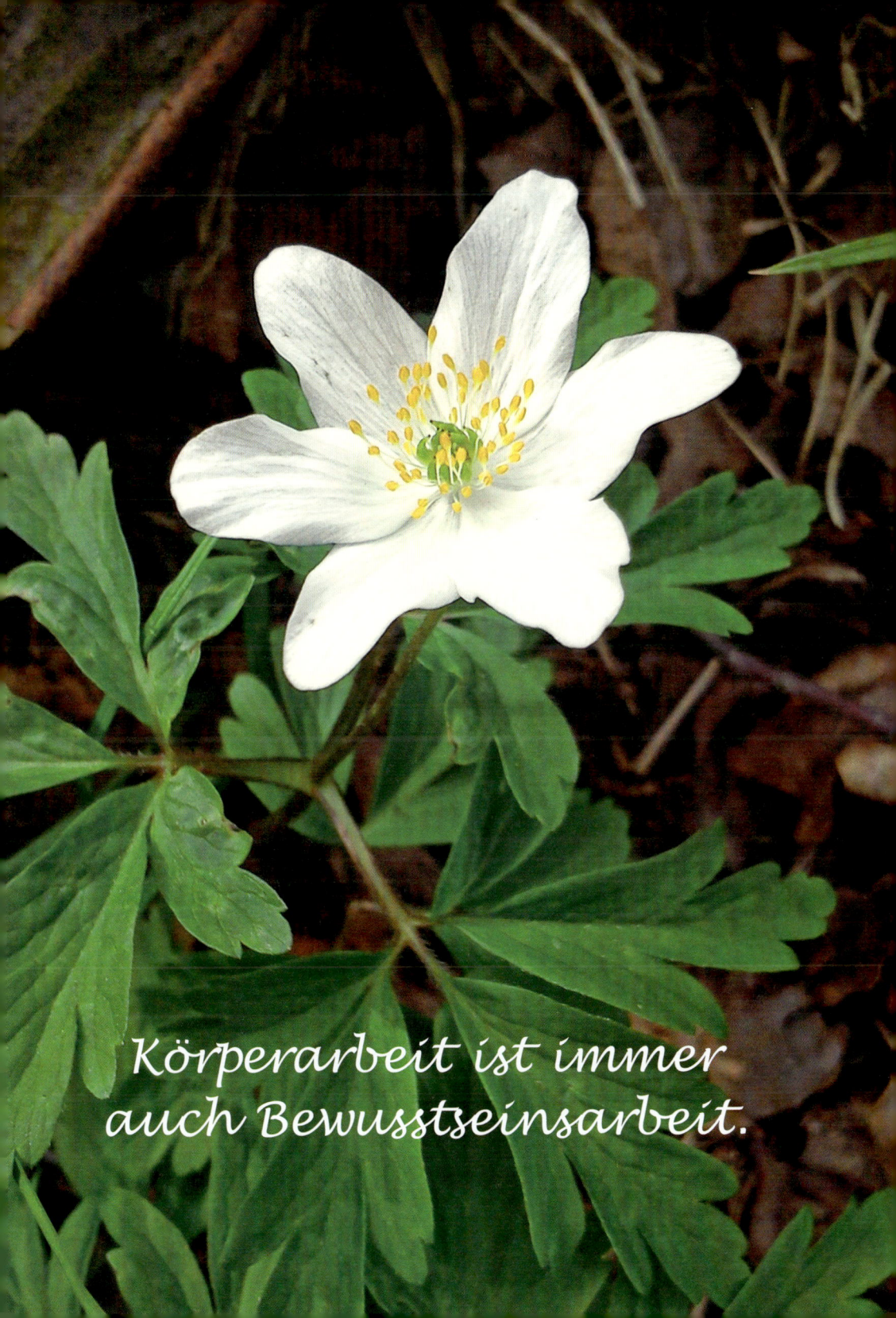

Körperarbeit ist immer
auch Bewusstseinsarbeit.

Nach den dramatischen Tagen kurz vor und nach meinem Krankenhausaufenthalt konnte ich durch Bewegung in Mutter Natur Körper, Geist und Seele wieder miteinander verbinden. Beim Gehen oder in meiner Qigong-Gruppe konnte ich bis in die letzte Faser langsam, aber intensiv die Lebensgeister wahrnehmen, die wieder in meinen Körper einzogen. Das Qi, die Lebensenergie, kehrte in mich zurück. Ich startete sozusagen neu, und das tiefe Gefühl von Dankbarkeit für die nun nicht mehr so selbstverständliche Eigenständigkeit möchte ich auf keinen Fall missen.

Ein Jahr später hatte ich mir für meinen Workshop »Dem Leben entgegengehen« eine Strecke von insgesamt zwanzig Kilometern erwandert. Immer in kleinen Etappen, nach und nach, und doch erreichte ich mein Ziel. Es ging natürlich um die körperlichen Vorzüge von Bewegung, bei mir kam aber noch die Stabilität dazu und – noch viel wichtiger – die vielen nachgewiesenen Wirkungen gegen die sogenannten Zivilisationskrankheiten wie Stress, Burn-out, Diabetes und Übergewicht.

Eine neue Beweglichkeit und entzündungshemmende Wirkung von körperlichen Übungen sind weitere wichtige Bausteine. Gerade Tumorpatienten profitieren sehr davon. Aber auch jeder Mensch, der etwas für sein gesundheitliches Wohlbefinden tun möchte, ist mit sanfter Bewegung auf dem richtigen Weg. Gleichgültig, ob du ein Herz-Kreislauf-Problem hast, dein Stoffwechsel aus der Balance geraten ist oder dein Körper einen Unfall verkraften muss: Bewegung ist die nachhaltigste Begleittherapie. Darin sind sich ein Großteil aller Mediziner und Therapeuten einig, und ich kenne niemanden, der hier ernsthaft widerspricht.

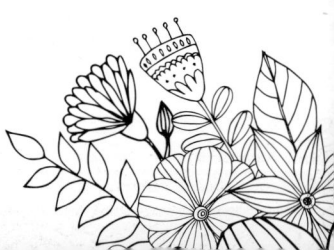

Waldbaden – eine sehr schöne Variante von Bewegung

Vielleicht gehörst du auch zu den Menschen, die beim Gedanken an einen Spaziergang im Wald innerlich jubeln. So geht es auch mir jedes Mal, wenn ich mir die Zeit nehme, einen Tag in den Wäldern meiner Heimat zu wandern. Ganz allein genieße ich die Ruhe und freue mich über Vögel, Pflanzen und Begegnungen auf meinen Wegen. Seit über dreißig Jahren gibt es konkrete Forschungen zu den Wirkungen auf Körper und Geist, wenn sich Menschen für Stunden oder sogar Tage im Wald aufhalten, z. B. darüber, wie Farben, Duftstoffe und die Landschaft allgemein auf das menschliche Immunsystem wirken, Stresshormone und Botenstoffe beeinflussen und die Gesundheit unterstützen. Diese Erkenntnisse der vorrangig japanischen Forscher – denn in Japan liegt der Ursprung des Waldbadens – zeigen: Das, was wir nach einem Aufenthalt im Wald empfinden, hat auch einen realen, messbaren Hintergrund.

Nicht nur Stressgeplagte profitieren von Waldspaziergängen oder einer kleinen Atempause im Grünen, auch für Menschen, die starke Abwehrzellen brauchen, ist eine Auszeit in der Natur wertvoll. Was auch immer die Forschung auf diesem Gebiet noch ergeben wird, meiner Begeisterung dafür, in den Wald zu gehen, sind wenig Grenzen gesetzt.

Ein Aufenthalt im Wald spricht zudem auch unser unbewusstes Sein an. Der Wald ist in den Märchen immer schon ein Abenteuerspielplatz, Rückzugsort, aber auch ein Ort der Gefahr gewesen. Viele Menschen

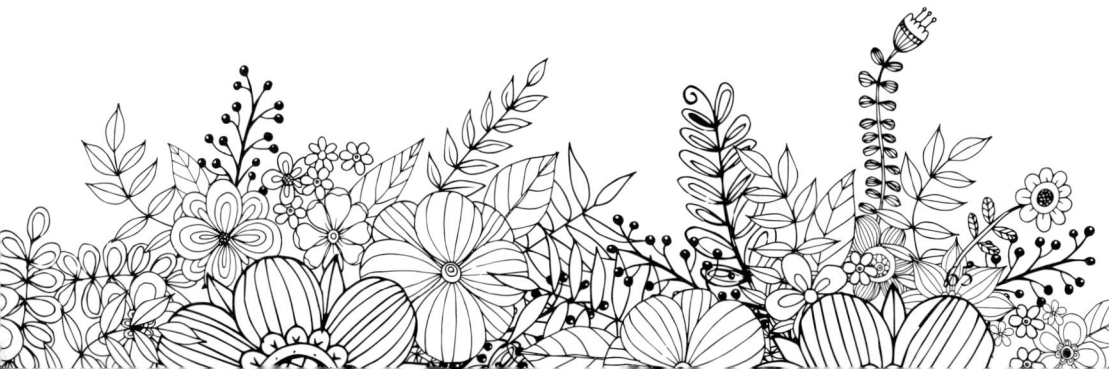

teilen das Gefühl, dass der Aufenthalt im Wald einen Wandel auslöst. Das, was belastet und schwer ist, wird gereinigt und geklärt. Der Wald kann also ein heilsamer Raum sein, der uns aber auch auffordert, Verantwortung dafür zu übernehmen, wohin unser Weg uns führt.

Ohne eine gewisse Planung und Aufmerksamkeit kann es sein, dass wir eine Extrarunde gehen müssen, um ans Ziel zu kommen. Das kann anstrengend sein – dafür sind die Freude und das Glück entsprechend groß, wenn wir unseren Weg wiedergefunden haben. Nach einer heißen Dusche und einem stärkenden Getränk fühlst du dich dann um ganze Berge leichter. Viel Ballast ist im Wald geblieben, und der heilsame Waldraum hat mit seinen Klängen, Düften und Geschichten seine wohltuende Kraft auf dich wirken lassen.

Ich wandere regelmäßig durch unsere Wälder, mehr als einmal habe ich mich schon »verlaufen« – aber immer waren diese Streifzüge mit Sinn behaftet. Ich durfte eine Erkenntnis gewinnen, eine alte Verletzung klären und auf die Kraft, die mich immer wieder an meinen Ausgangsort zurückbringt, vertrauen. Und – last but not least – neue, wunderschöne Wege entdecken. So spiegelt sich auf meinen Touren das Leben wider.

Wenn du dich nicht allein auf eine Waldtour begeben möchtest, sind ein kleiner Park in deiner Nähe oder eine Wanderung in Begleitung eine gute Alternative. Ein Telefon im Gepäck, etwas Wasser und ein paar Nüsse geben Sicherheit, falls du an einem besonders schönen Platz einmal länger verweilen möchtest. Mit guten Schuhen an den Füßen und einer wärmenden Jacke in der Tasche kannst du den wunderbaren Ort zur Regeneration genießen. Ich kann dir nur von Herzen empfehlen, dich für eine solche Erfahrung zu öffnen.

Ernährung –
10 wichtige Punkte

1 Mache eine Bestandsaufnahme

Wo stehst du mit deinem Wohlbefinden? Das Gewicht ist dabei ein Anhaltspunkt. Untergewicht kann für die Gesundheit eine große Herausforderung sein, ebenso heikel ist ein zu hohes Gewicht. Nun ist die Frage: Was ist zu viel und was zu wenig? Die meisten Menschen richten sich dabei nach dem sogenannten Body-Mass-Index (BMI). Als grobe Richtlinie ist das empfehlenswert. Für viele Erkrankungen spielt das Gewicht eine wichtige Rolle, wenn es darum geht, schnell wieder gesund zu werden. Besonders während und nach einer Tumorerkrankung müssen wir auf das Gewicht achten. So kann der Tumor selbst für einen Gewichtsverlust sorgen, aber auch die Behandlung kann ein Auslöser dafür sein. Es kommt zu einem Schwund an Muskelmasse, und auch Vitalstoffe werden nicht mehr in der richtigen Menge aufgenommen. Das Herz-Kreislauf-System, das Immunsystem, auch die Knochenstruktur verlieren an Kraft und Materie.

Das kann sogar so sehr an die Substanz gehen, dass wichtige Therapieschritte nicht mehr möglich sind oder Betroffene so geschwächt sind, dass sie sich davon schlecht erholen können. Finde zurück zu einer guten Nährstoffaufnahme, die für dich passt. Als ich aus dem Krankenhaus entlassen wurde, konnte ich meine Oberarme mit Daumen und Zeigefinger einer Hand umfassen. Für mich war dies noch nie möglich gewesen, erst im Nachhinein wurde mir klar, wie viel Substanz mich meine Erkrankung gekostet hat. Eine optimale Versorgung mit allen Nährstoffen und eine gute Aufnahme von Vitaminen, Mineralien, Spurenelementen, Aminosäuren, einfach allen Mikro- und Makronährstoffen ist besonders wichtig. Meiner Ansicht nach liegt bei fast allen körperlichen und seelischen Problemen hier ein Teil des Auslösers verborgen. Das betrifft nicht nur Krebspatienten, sondern uns alle im Allgemeinen. Wenn dein Stoffwechsel in Ordnung ist und du die richtige Menge und Qualität an Lebensmitteln zu dir nimmst, hast du kein Gewichtsproblem. Dein Mikrobiom, deine Darmflora, entscheidet ebenfalls darüber, wie hoch die Ausbeute an Vitalstoffen ist.

Neben Stress und Sorgen, die deine Verdauung beeinflussen, hat natürlich die Wahl deiner Nahrungsmittel einen großen Einfluss auf deine körperliche, mentale und seelische Gesundheit. Leider ist die Verdauung durch Medikamente, Fehlernährung oder Stress manchmal so durcheinander, dass Toxine und Abbauprodukte nicht richtig ausgeschieden werden und auf diese Weise den Körper belasten. In der Ernährungslehre der Traditionellen Chinesischen Medizin, der TCM-Diätetik, spricht man von einer Milz-Qi- bzw. Magen-Qi-Schwäche. Das bedeutet: Du musst nichts falsch gemacht haben, dennoch wirst du immer schwerer. Diese Schwere betrifft nicht nur deinen Körper, sondern auch deinen Geist. Auch Unverträglichkeiten und Allergien haben ihre Wurzeln oft in diesem Bereich. Genau hier bietet sich eine schnelle und praktische Lösung. Die Zusammensetzung, die Menge und die Qualität deiner Lebensmittel kannst du deinen Bedürfnissen anpassen, und mit den folgenden Tipps kannst du sofort starten.

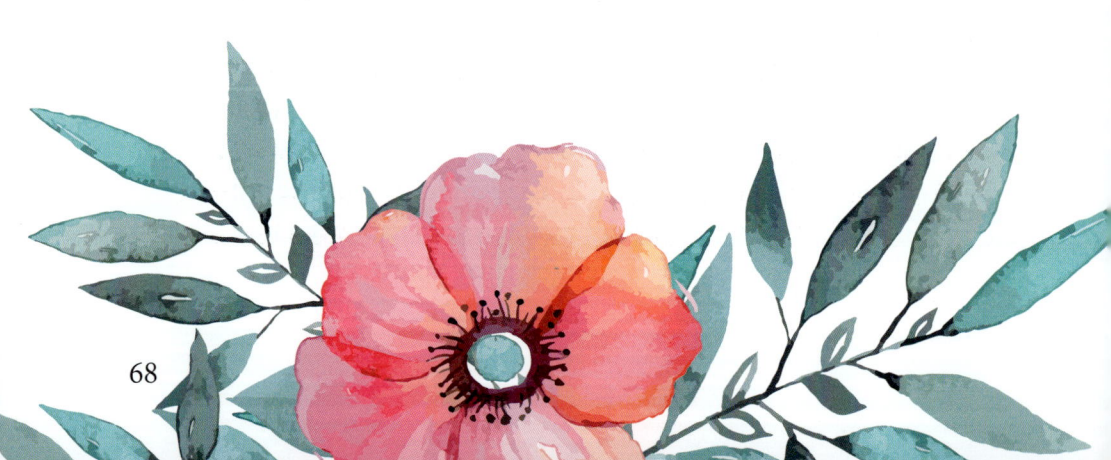

2 Überprüfe deine Vorräte

Was hast du in deinem Kühlschrank und in deiner Speisekammer? Sind es Lebensmittel, die du als Grundzutaten verwendest? Kochst du daraus leckeres Essen? Oder befinden sich viele Päckchen und Dosen in deinen Schränken, und besteht der Inhalt deines Kühlschranks aus gut gewürzten Fertiggerichten? Ich weiß, die Fragen sind blöd, aber es ist so wichtig! Achte darauf, was du isst. Als Faustregel kannst du dir merken: Kein Produkt, das du kaufst, sollte mehr als fünf Zutaten haben. Zutaten, die als einzelnes Produkt zubereitet werden können, sind eine viel bessere Option für eine gesunde Ernährung. Dazu gehören frische Produkte wie Obst und Gemüse, Nüsse, Hülsenfrüchte, Getreide und Getreideprodukte, Reis, Kartoffeln – einfach alles, was zusammen mit anderen Bausteinen ein schmackhaftes Gericht ergibt. Auch gute vorverarbeitete Produkte wie ein Glas gekochte Kichererbsen oder gehackte Tomaten machen dir wie Tiefgefrorenes dein Kochleben leichter. Solche Vorräte können eine echte Hilfe für eine schnelle und gesunde Küche sein.

3 Achte beim Essen auf Qualität

Die beste Qualität bei Lebensmitteln erhältst du, wenn du sie so naturbelassen wie möglich einkaufst. In vielen Supermärkten gibt es eine bezahlbare und hochwertige Auswahl, aber am besten wirst du meiner Ansicht nach im Bioladen oder auf dem Wochenmarkt fündig. Informiere dich auch darüber, welche verschiedenen Standards es für biologisch angebaute oder erzeugte Nahrungsmittel gibt. Eine gute Übersicht dazu findest du z. B. auf der Internetseite des Bundes für Umwelt und Naturschutz (BUND). So mancher Hofladen ohne Biosiegel bietet aber

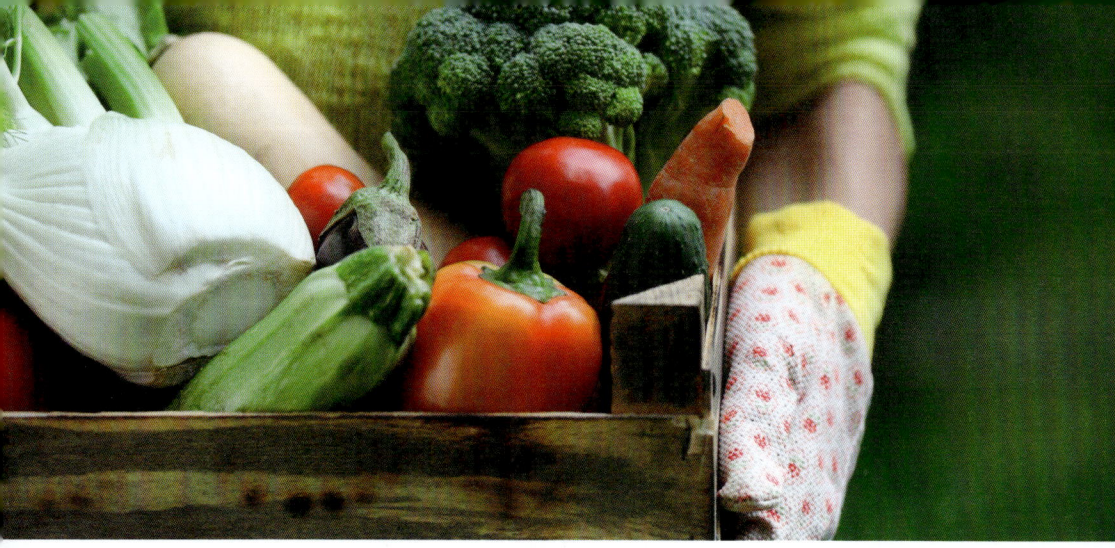

eine mindestens genauso gute Qualität wie Produkte mit einem einfachen Biosiegel, die nur den Mindestanforderungen entsprechen. Es lohnt sich also, bereits beim Einkaufen achtsam und bewusst zu sein.

Da ich auf dem Land lebe, gehe ich gern auf den Markt oder zu den vielen Hofläden, die es in unserer Gegend gibt. Die Betriebe bieten qualitativ hochwertige Lebensmittel zu guten Preisen an. Ich weiß, woher mein Gemüse, mein Obst und meine Eier kommen, und selbst das Fleisch, das ich selten esse, kommt von den Bauern hier aus der Gegend. Gerade bei tierischen Nahrungsmitteln ist es extrem wichtig, dass du genau weißt, woher es stammt. Je kleiner ein Betrieb ist, desto größer ist die Chance, dass auf Antibiotika, Hormongaben und Mastmittel verzichtet wurde. Hier ist eine sehr gute Qualität, die sich an den Richtlinien der biologischen Landwirtschaft orientiert, oft die einzige gute Alternative. Da ich sehr wenig Fleisch esse, ist mir die Qualität umso wichtiger. Wurstwaren und verarbeitete Produkte kommen bei mir gar nicht auf den Tisch. Alles, was gerade Saison hat, ist meist preislich günstiger und zudem frischer. Es lohnt sich also, wenn du darauf achtest, was und wo du einkaufst. Du kannst mit einer zielgerichteten Küche viel Geld sparen und sehr hochwertig essen.

4 Vermeide Süßes und Zucker

Süßes in Form von weißem Zucker und Gebäck beeinträchtigt erwiesenermaßen die Leistungsfähigkeit des Immunsystems. Schon die durchschnittlich am Tag verzehrte Zuckermenge reicht aus, um unser Immunsystem deutlich zu schwächen, und bei einem bereits geschwächten Immunsystem haben Bakterien, Viren, Pilze und Parasiten leichtes Spiel. Zucker steht außerdem im Verdacht, Mineralstoffmangel zu verursachen, und er ist für Karies, Diabetes und andere Zivilisationskrankheiten mitverantwortlich. Das hohe Übergewicht vieler Menschen hat eine Ursache in der zu viel konsumierten Zuckermenge. Zudem ist Zucker oft versteckt in Lebensmitteln, von denen man es nicht vermutet, z. B. in Senf, ganz zu schweigen von Getränken. Aber warum ist das so? Wir Menschen sind auf den Geschmack »süß« geprägt. Zucker ist als Glukosesirup auf dem Weltmarkt relativ billig zu kaufen und ein guter Geschmacksträger. Er macht billiges Essen zu etwas Genießbarem und verdeckt so manche Sünde in der Produktion von Nahrungsmitteln.

Ein weiteres sehr großes Thema, über das viel diskutiert wird, ist der Einfluss von Zucker auf das Wachstum von Tumorzellen. Die Theorie: Krebszellen brauchen für ihre Vermehrung sehr viele Kohlenhydrate in Form von Einfachzucker, wie er in jeder Süßigkeit oder auch in vielen Backwaren zu finden ist. Hier wird viel geforscht, und der einfachste Tipp ist: Reduziere deinen Zuckerkonsum. Aus meiner Sicht reichen die bisherigen Erkenntnisse auch ohne den Blick auf Krebs aus, beim Zucker genauer hinzusehen. Und auch bei Allergien oder Unverträglichkeiten steht Zucker schon lange auf der Liste der Übeltäter. Was aber tun? Iss möglichst wenig verarbeitete Lebensmittel, und informiere dich über die Zutaten. Auf diese Weise kontrollierst du deine täglich aufgenommene Zuckermenge. Wenn du Süßes isst, sollte es leckeres Obst oder gern auch ein richtig gutes Stück Schokolade sein. Die Menge und die Qualität sind auch hier wichtig. Ein voller Freude gegessenes Stück Torte trägt zur Zufriedenheit bei, doch sollte es ein besonderes Ereignis sein und nicht jeden Tag auf deiner Speisekarte stehen.

5 Traue dich, etwas Neues zu probieren

Was soll schon passieren, wenn du eine neue Ernährungsform testest? Du findest etwas interessant oder denkst, dass dir die Ernährungsweise helfen könnte? Dann mache es einfach. Für Tumorpatienten gibt es keine Leitlinien, was die Ernährung angeht – die Fachwelt ist sich einfach nicht einig. Aus Sicht der TCM-Diätetik ist dies vollkommen nachvollziehbar, denn jeder Mensch ist einzigartig und hat ganz individuelle Bedürfnisse. Daher gibt es die richtige Ernährung nicht. Ich habe in den letzten Jahren zu oft erlebt, dass vieles als Wahrheit verkauft wird und dann doch revidiert wurde und dass es zu jeder These auch eine Antithese gibt. Also mache ich mir meine Ernährungswelt, wie sie mir gefällt. Was mir guttut, womit ich mich wohlfühle, das behalte ich so lange bei, bis es sich ändert bzw. ich Lust habe, etwas Neues zu probieren. Über deine Ernährung kannst du sehr viel über dich selbst lernen. Wann fällt es dir leicht, Nein zu sagen? Welche Bedürfnisse stehen hinter einem Wunsch nach mehr Essen? Zu welchen Zeiten isst du mehr, als dir guttut? Wann reagierst du mit Unwohlsein auf bestimmte Lebensmittel? Und noch vieles mehr. Wichtig ist, dass du lernst, auf deinen Körper zu hören, und dabei Vernunft mit Intuition, deiner angeborenen Weisheit, verbindest.

6 Die Menge spielt immer eine Rolle

Dass zu viel Süßes und Fettes ein Problem ist, dass die aufgenommene Nahrungsmenge eine Ursache für Übergewicht darstellt, das wussten die Ärzte bereits vor 5000 Jahren. Achte also darauf, wie viel du isst. Mit einem guten Körpergefühl fällt dir das viel leichter. Vielleicht ist dir aber auch dein Sättigungsgefühl abhandengekommen, denn traumatische Erfahrungen wie eine schwere Erkrankung, traurige Ereignisse, Unfälle und Dauerstress können dies verursachen. Mit Achtsamkeit in Bezug auf deine Ernährung kannst du deine Körperweisheit in diesem Bereich wieder trainieren. Der erste Schritt ist die Frage: Möchte ich das wirklich essen, oder sehne ich mich nach etwas anderem? Diese einfache Frage hilft dir sehr, falls du dazu neigst, ständig vor dich hin zu essen. Langsam essen, gut kauen und in Stille essen, das sind weitere Richtlinien, damit du dich selbst bald wieder besser spüren und dein Sättigungsgefühl wahrnehmen kannst. Hinter dem langsamen Essen stehen hormonelle Prozesse, denn es dauert 20–30 Minuten, bis dein Gehirn das Ich-bin-satt-Signal erhält. Deshalb haben viele Menschen nach dem Essen das Gefühl, dass sie zu viel gegessen haben. Nimm dir ausreichend Zeit, um zu essen, und genieße, was du zu dir nimmst. Es lohnt sich!

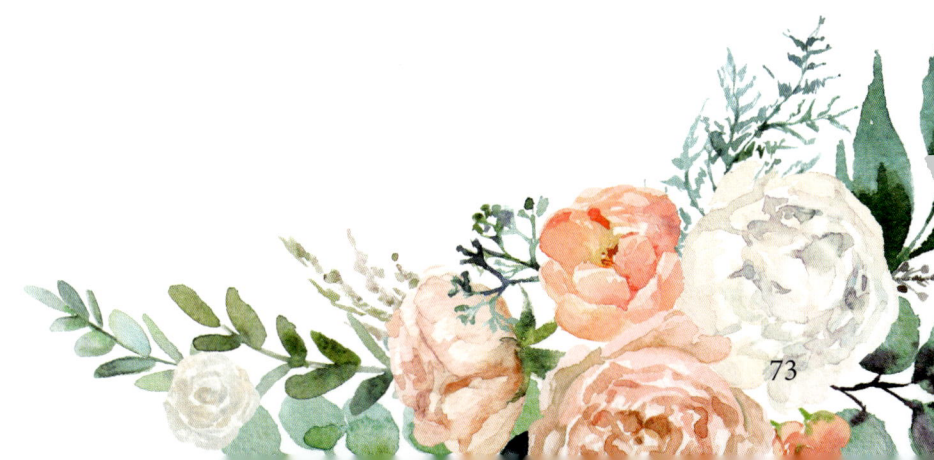

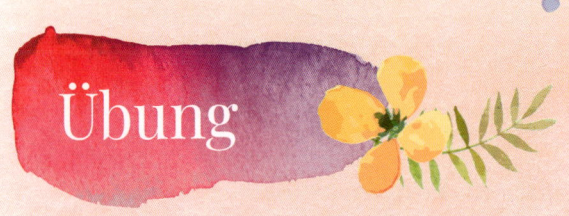

Übung

Das Auge isst mit!

Sicher hast du diesen Spruch schon einmal gehört. Wie tief greifend und wichtig dieser Aspekt ist, kannst du mit dieser einfachen Übung erfahren.

Was siehst du, wenn ein Apfel vor dir liegt?

Siehst du die ersten Sonnenstrahlen, die den Stamm erwärmen und zarte Knospen an den Zweigen ans Licht bringen? Siehst du die fast weißen Blüten des Apfelbaums? Kannst du dich erinnern, wie die Biene auf dieser Blüte Platz nimmt und dann weiterwandert zur nächsten? Die Arbeit ist getan – die grünen und kräftigen Blätter ersetzen das Blütenmeer, und der Sommer kommt rasch. Die Äpfel wachsen heran und werden immer größer. Warme Farben übernehmen das Kommando und begleiten dich für ein paar Monate. Dann wird das Licht ganz sanft und weich, die Abende werden wieder kühler. Dieses neue Licht gewinnt noch einmal an Kraft. Knackig rot, voller Energie des Sommers liegt der pralle Apfel nun vor dir.

Wenn du deine Lebensmittel mit diesen Augen der Achtsamkeit betrachtest, ist es unausweichlich, dass du die perfekte Wahl beim Essen triffst! Dein Körper-Geist-Seele-System weiß immer, was es braucht, manchmal ist dieser Sinn nur unter den Anforderungen des Alltags verschüttet. Nimm dir während des Essens Zeit für das Hinspüren, dann kann die Beziehung zu dir selbst wieder wachsen. Versuche es einfach, und habe Spaß dabei!

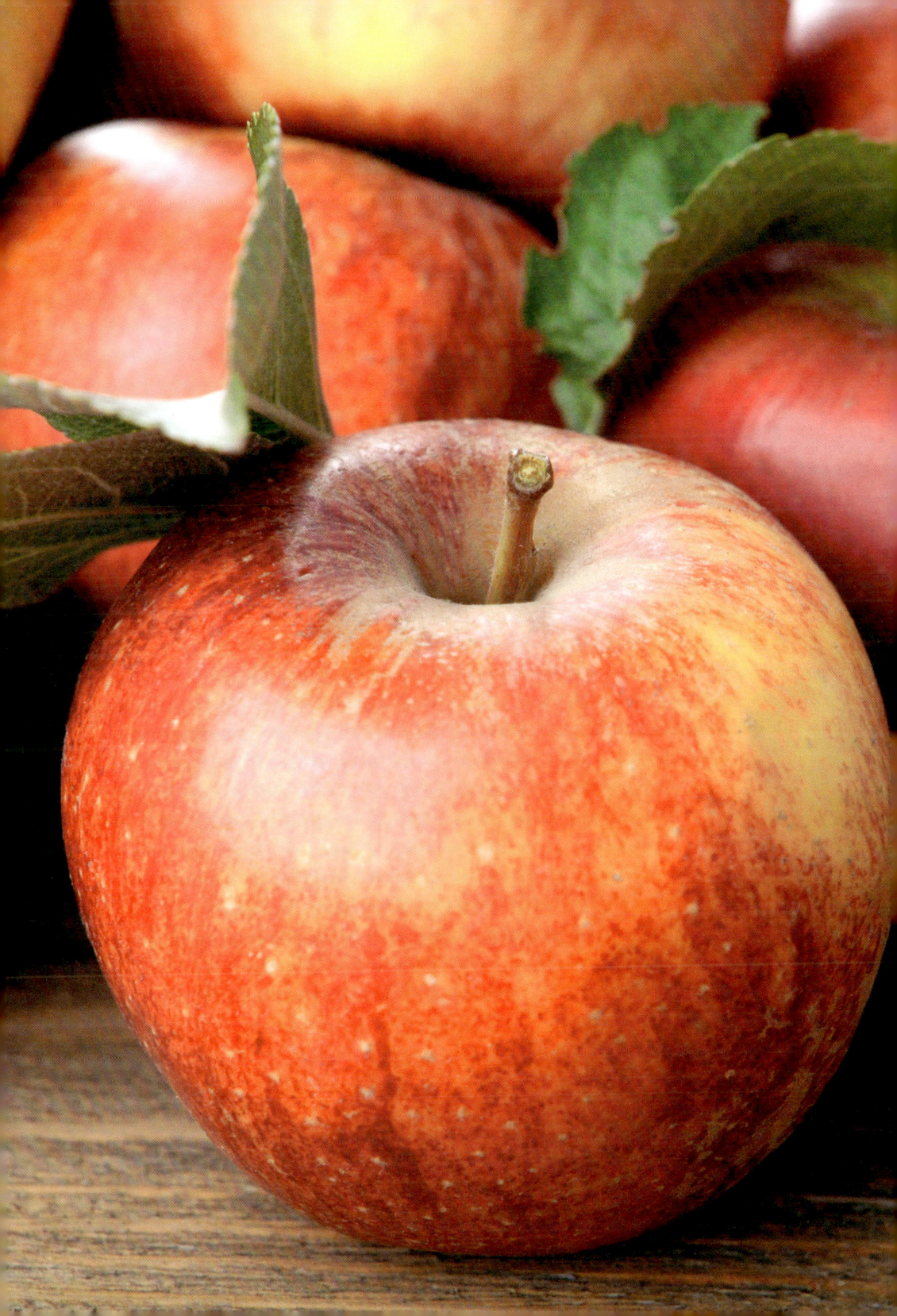

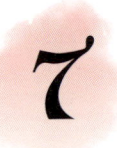

7 Trinke täglich ausreichend

Während ich diesen Text schreibe, steht eine Tasse Tee an meiner Seite. Diese Tasse Tee gehört zu meinem Leben wie das tägliche Duschen. Vor allem, seit ich die TCM-Diätetik in mein Leben gelassen habe, ist mir bewusst geworden, wie gut ich mit warmen Getränken für mein Wohlbefinden sorgen kann. Das neutralste Getränk ist übrigens lauwarmes Leitungswasser. Viele Menschen schüttelt es bei dem Gedanken daran, dennoch ist es eine gute Wahl.

Eine geschmacklich leckere Alternative ist Tee. Das warme Getränk stärkt deine Mitte und deine Verdauungskraft. Mit der gezielten Wahl der Teezutaten erreichst du zudem eine gesundheitsfördernde Wirkung. Es ist also sinnvoll, dass du die Kräuter und den Tee genau und für dich passend auswählst. Trinke anregende, aktivierende Tees in den Morgenstunden bis zum Vormittag, und wechsle ab der Mittagszeit zu Teesorten, die eher absenkend wirken und den Shen, den Geist, für die Nachtruhe bereit machen. Diese beruhigenden Tees sorgen dafür, dass du in der Nacht besser schläfst. Wenn du ohne festes Ziel für deine Gesundheit wohlschmeckende Tees trinken möchtest, wechsle regelmäßig deine Teesorte.

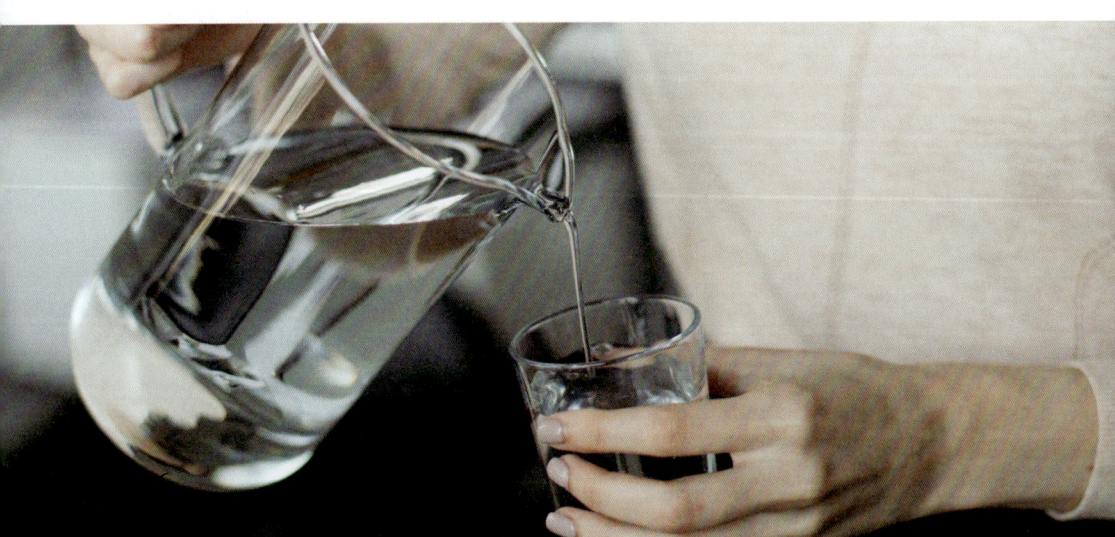

Ein wichtiges Thema im Zusammenhang mit dem Thema »Trinken«, ist Kaffee und die richtige Menge an Flüssigkeit. Für mich ist Kaffee ein sehr feines Genussmittel, auf das ich nicht verzichten möchte. So genieße ich ein bis zwei Tassen Kaffee jeden Tag und fühle mich wohl dabei. Im Gegensatz zu älteren Aussagen zählt der Kaffee als aufgenommene Flüssigkeit. Die gesamte Trinkmenge sollte bei mindestens 30 Milliliter pro Kilogramm Körpergewicht liegen, ein Mensch mit 60 kg Körpergewicht sollte also etwa 1,8 Liter täglich trinken. Wenn du viel feuchte Nahrung wie Suppen, Eintöpfe, Gemüse und Obst zu dir nimmst, kann deine Trinkmenge natürlich etwas geringer ausfallen. Wenn du dir nicht ganz sicher bist, was für dich richtig ist, sprich deinen Arzt auf dieses Thema an.

Wir alle benötigen Flüssigkeit für einen gesunden Stoffwechsel, und unsere Nieren filtern rund 300-mal täglich unser gesamtes Blut, das ergibt etwa 1500 Liter. Manche Substanzen werden dabei wieder in den Körper aufgenommen, verschiedene Abbauprodukte des Stoffwechsels oder auch Medikamente über den Harn ausgeschieden. Damit alles reibungslos funktionieren kann, musst du täglich Flüssigkeit auffüllen.

Auch über die Atmung, das Schwitzen und die Ausscheidung verlieren wir täglich Flüssigkeit. Trinken wir zu wenig, können Müdigkeit, Kopfschmerzen oder Schwindel erste Anzeichen sein. Langfristig leidet die Nierenfunktion unter dem Wassermangel, und die Entgiftungsleistung der Nieren nimmt ab. Da ich selbst nur noch eine Niere habe, hege und pflege ich sie sehr. Dazu gehört es eben auch, ausreichend zu trinken.

Alkohol ist für Menschen, die sehr schwer krank waren oder feinfühlend sind, oftmals ein Problem. Zu Beginn der Rekonvaleszenzzeit nach meiner Tumoroperation habe ich auf Alkohol verzichtet. Jetzt, fünf Jahre später, trinke ich hin und wieder mit meinen Töchtern ein Gläschen Sekt. Im Gegensatz zu früher reicht ein Glas, und ich bin sehr erheitert. Für mich ergibt es keinen Sinn, auf alles zu verzichten, was uns Freude macht. Ähnlich wie bei Zucker spielt die Menge aber die entscheidende Rolle. Alkoholische Getränke zählen außerdem nicht zur Trinkmenge dazu.

8 Bleibe deiner Linie treu

Gemeinsames Essen ist ein wichtiges Thema, besonders, wenn du in diesem Bereich sehr achtsam mit dir sein willst. Ich hatte immer sehr viel Glück, und die meisten meiner Lieben wollten mich aktiv bei meinem Weg in meine Gesundheit und bei meinen Experimenten mit der Ernährung unterstützen. Dennoch wollte ich sie nicht vor die Herausforderung stellen, alle meine Essgewohnheiten mitmachen zu müssen. Damit es für alle einfacher ist, wenn du dich besonders ernährst, kannst du in Absprache mit den Freunden oder Bekannten, die du besuchst, bestimmte Lebensmittel oder ein Gericht mitbringen. Dafür bietet sich eine Vorspeise ebenso an wie eine Suppe oder ein Salat. Jeder kann probieren, und die Tafel wird ohne zusätzliche Arbeit erweitert. So wird gemeinsames Essen stressfrei, und du kannst dich dem schönen Beisammensein widmen.

Ich denke, dass das soziale Zusammenleben auf diese Weise wunderbar funktioniert. Ohne Bewertungen, was richtig oder falsch ist, und mit ganz viel Akzeptanz. Viele meiner Kursteilnehmer erzählen mir, dass dies bei ihnen oft nicht so reibungslos funktioniert. Mein Rat ist immer: Lasse dich nicht auf Diskussionen ein. Es ist dein Leben, und deine eigene Klarheit hilft sehr dabei, dass du bei deiner Ernährungsweise bleiben kannst. Im Gegenzug ist es wichtig, dass du deine Gegenüber so essen lässt, wie sie es für richtig halten. Sobald Kritiker sehen, dass du dich nicht beeindrucken lässt, hast du meist deine Ruhe.

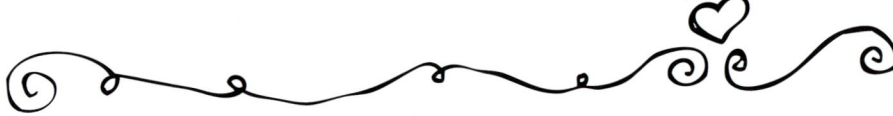

9 Erkenne den Zusammenhang von Essen und Emotionen

Essen und Emotionen sind sehr eng miteinander verbunden. Nicht nur Wohlbefinden, Zufriedenheit und Sättigung auf allen Ebenen spielen dabei eine Rolle. Jeder emotionale Esser kennt das Gefühl, wenn die Sehnsucht nach etwas Süßem sehr groß wird. Als Belohnung oder Trost für einen anstrengenden Tag – sicher weißt du, was ich meine, wenn ich von Essen und Emotionen spreche. Auch die Werbung verleitet uns hier oft: Wer glücklich sein will, braucht etwas Süßes, am besten im Zehnerpack. Essen spricht vieles an, was beim Thema »Essen« aber nichts zu suchen hat: Entschädigung, Aufmunterung, Zuwendung sind nur wenige Beispiele dafür, wofür Nahrung stehen kann. Eine Klientin aus einem meiner Kurse hat mir einmal geschworen, dass ein Leben ohne Schokobananen sinnlos sei. Das Thema, das dahinter stand, wollte sie aber nicht angehen und nicht wissen, was besser als Schokobananen sein könnte. Gerade, wenn du dein Leben geschenkt bekommen hast, wenn du dich neu ausrichtest für eine gute Zukunft, ist es wichtig, dass du dich selbst kennst. Ein guter Platz, um das tagtäglich zu üben, ist dein Esstisch.

Essen selbst kann ein Auslöser für heftige Emotionen sein, z. B. Ängste oder Depression. Oft ist unsere Mitte, unser Verdauungsapparat, so stark angegriffen, dass es zu Unverträglichkeiten, Allergien und Stoffwechselreaktionen kommt, die auch unsere Stimmung beeinträchtigen. In der Traditionellen Chinesischen Medizin ist es ganz logisch, dass Störungen in der Mitte über die verschiedenen Wege der Funktionskreise und energetischen Leitbahnen auf alle anderen Bereiche des menschlichen Lebens übergreifen. Dazu gehören auch die Emotionen – gute wie anstrengende. In der westlichen Ernährungslehre sind es Botenstoffe und Hormone, die ausgeschüttet werden und so die Gefühlswelt beeinflussen. Durch Medikamente wird aber immer auch unsere Mitte geschwächt, am bekanntesten ist das bei Antibiotika. Aber auch Schmerzmittel, Zytostatika und Bestrahlung schwächen sie. Deshalb rate ich dir dringend dazu, nach jeder Erkrankung, die den Einsatz von Medizin nötig macht, eine Darmsanierung zu machen. Es gibt sehr viele Angebote dazu, du wirst sicherlich das für dich passende finden. Nach einer Darmsanierung wirst du wieder optimal mit allem versorgt, was dein Körper, dein Geist und deine Seele für ein schönes Leben benötigen.

10 Lasse auch mal fünfe gerade sein

Sich zu viel zu sorgen, schwächt unsere Mitte ebenso wie falsches Essen, denn auch Gedanken müssen sozusagen verdaut werden. Damit du während des Essens an etwas Schönes denkst, stelle ein inspirierendes Bild oder hübsche Blumen auf den Tisch. Verlasse für den Zeitraum deiner Mahlzeit ganz bewusst deinen Alltag. Natürlich darfst du auch mit und nach einer körperlichen Krise an Omas Geburtstag den Kuchen genießen, und auch eine Einladung zu Freunden solltest du entspannt annehmen.

Aber wenn du dich im Laufe deiner Regeneration für eine bestimmte Ernährungsweise entscheidest, kannst du Ausnahmen einplanen oder eben nicht. Im ersten Jahr nach meiner Operation habe ich mich sehr konsequent ketogen, also fast ohne Kohlenhydrate, ernährt. Es hat geklappt, weil mir das wichtig war. Heute ernähre ich mich der TCM-Diätetik entsprechend mediterran, und ich fahre gut damit.

Eine gute Hilfe ist mein Vorsatz: 90 Prozent top und 10 Prozent Flop. Wenn ich zu 90 Prozent meine Ziele umsetzen kann, bin ich zufrieden mit mir. Die restlichen 10 Prozent dienen meiner seelischen Gesundheit und meiner Gelassenheit.

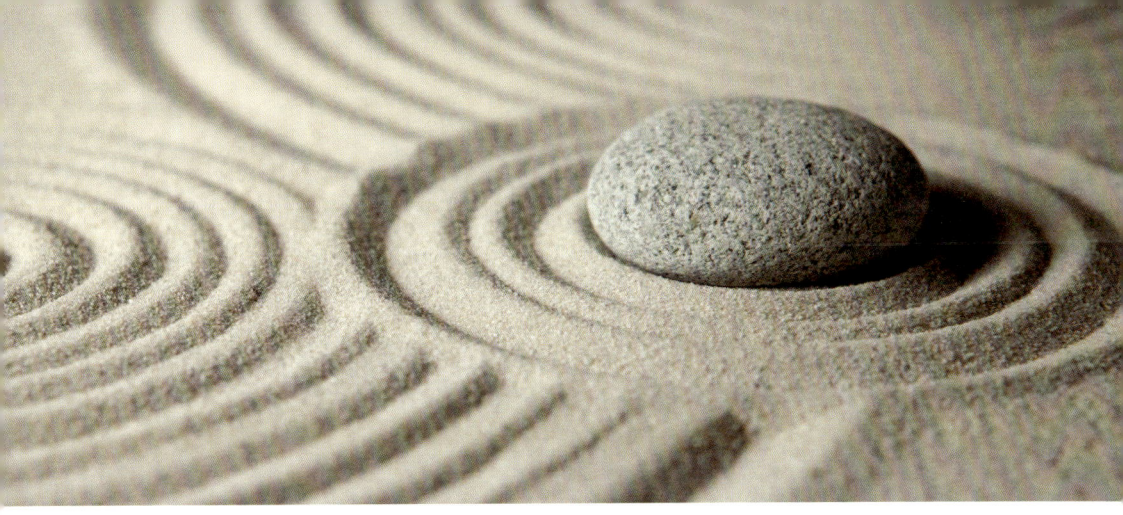

Finde
deine Mitte wieder

❀ Das schlägt mir auf den Magen! Das kann ich nicht verdauen.

❀ Das liegt mir schwer im Magen.

❀ Das bleibt mir im Halse stecken!

❀ Ich habe eine Wut im Bauch!

❀ Darüber kann ich mich kringelig lachen.

❀ Da hatte ich Schmetterlinge im Bauch!

❀ Ich musste in letzter Zeit einfach so viel schlucken.

In diesem Kapitel geht es um unsere Mitte, das Zentrum unseres Seins. Nicht nur aus der Sicht der Ernährung ist es das Zentrum schlechthin für unser Wohlbefinden, auch für unsere Emotionen hat es eine besondere Bedeutung. In der Traditionellen Chinesischen Medizin ist der Funktionskreis Mitte, oder Milz genannt, der Wandlungsphase Erde zugeordnet.

Ein Funktionskreis beschreibt im weitesten Sinn die Aufgaben der Organe und umfasst neben einem Organ auch die dazugehörenden Meridiane, die energetischen Leitbahnen. Insgesamt gibt es fünf Funktionskreise: Milz, Lunge, Niere, Leber und Herz. Das Konzept der Wandlungsphasen stellt die Beziehung der verschiedenen Funktionskreise untereinander dar. Im Uhrzeigersinn folgt ein Funktionskreis auf den anderen, in der Reihenfolge wie oben beschrieben. Aber nicht nur das, auch Aspekte wie Tageszeit, Jahreszeit, Temperatur, Himmelsrichtung, Emotionen und alles, was rhythmisch und zyklisch Einfluss auf den Menschen hat, wird hier abgebildet. Eine Schwäche in einer Wandlungsphase zieht automatisch Probleme in den anderen Bereichen nach sich. Häufig liegt der Ursprung der Probleme eben im Zentrum, also in der Wandlungsphase Erde bzw. dem Funktionskreis Mitte. Daher lohnt sich die Pflege deiner Mitte ganz besonders.

Die Mitte mag es vor allem gern warm und suppig. Ein warmer Frühstücksbrei ist eine perfekte Basis für einen guten Start in den Tag. Wer bei Brei eher zurückhaltend reagiert, kann sich vielleicht bei einem klassischen englischen Frühstück mit gebackenen Bohnen, Rührei und Toast mit der Idee eines warmen Frühstücks anfreunden. Es ist wirklich verblüffend, wie schnell Menschen auf diese zugeführte Wärme mit Entspannung, Wohlbefinden und deutlich mehr Widerstandskraft gegenüber seelischen Anforderungen reagieren. Eintöpfe, Suppen und warme Getränke, besonders, wenn es einmal schnell gehen muss, bringen die Mitte, das Zentrum, wieder in Balance.

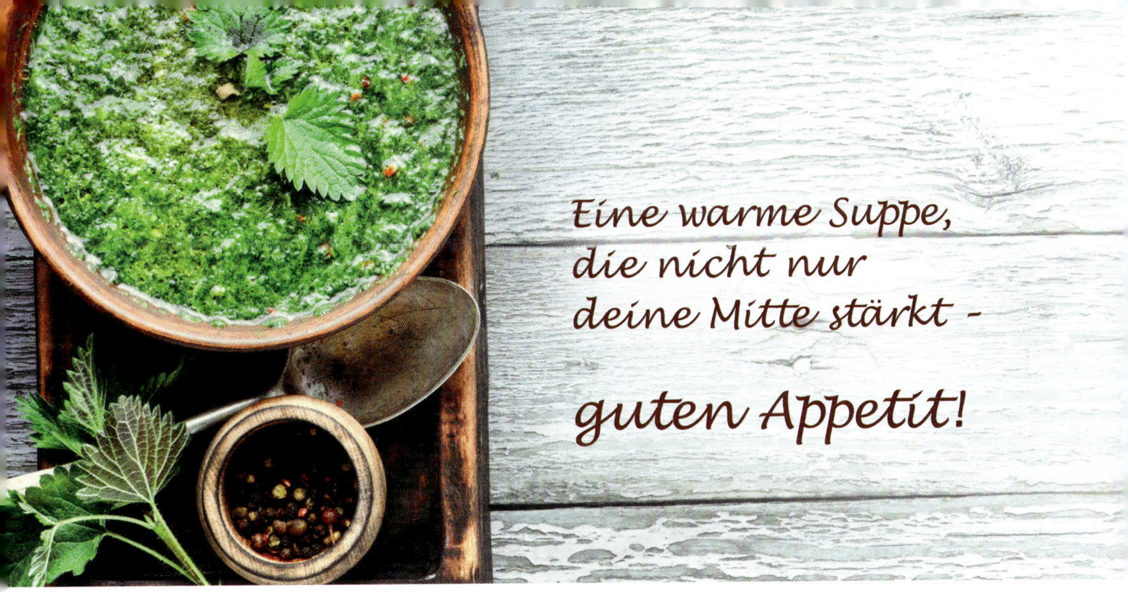

*Eine warme Suppe,
die nicht nur
deine Mitte stärkt –*

guten Appetit!

BRENNNESSELSUPPE – *ganz easy*

1 kleine Zwiebel hacken,
2 mittlere Kartoffeln klein schneiden und in
1 Esslöffel Bratöl andünsten.
Dann **1 Handvoll Spinat**,
2 Handvoll Brennnesseln,
250 ml Gemüsebrühe dazugeben
und alles 15–20 Minuten köcheln, bis die Kartoffeln weich sind.
Alles pürieren und mit Salz, Pfeffer und Muskatnuss abschmecken.

Ideale Einlage: gekochte Kichererbsen

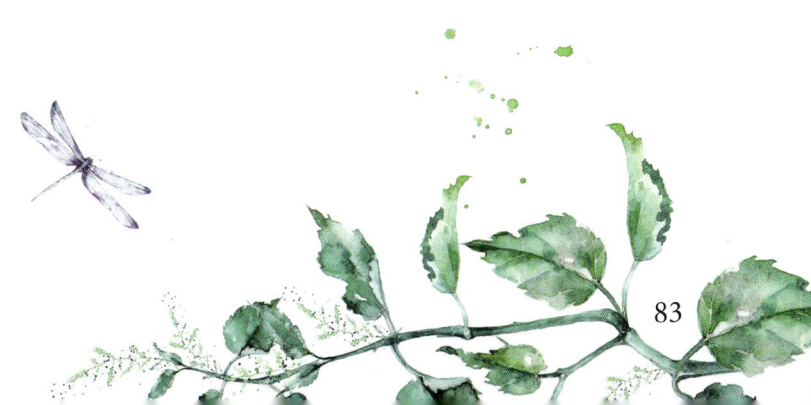

Deine Mitte kennst du mit Sicherheit aus deinem Alltag, und die bekannten Redensarten hast du sicher schon mehr als einmal gehört. Neben Falschem und zu viel muss deine Mitte auch alles verarbeiten und verdauen, was Tag für Tag an Informationen auf dich einströmt.

Unsere Mitte umfasst die Organe Magen und Milz, wobei es in der Traditionellen Chinesischen Medizin nicht um die schulmedizinische Sicht auf sie geht. Es handelt sich, wie du bereits erfahren hast, eher um ein Erklärungsmodell, das auch und besonders die energetischen Prozesse im Leben eines Menschen betrachtet. Körper, Geist und Seele sind als Einheit untrennbar miteinander verknüpft. Der Funktionskreis Mitte steht für die Aufnahme, Verarbeitung, Klärung und Verteilung aller aufgenommenen Nahrung, auch der geistigen Nahrung. Die Milz ist mit dem Gefühl Sorge verbunden.

Die Sorge ist an sich eine wunderbare menschliche Herzensqualität. Die Eltern tragen Sorge, dass es ihren Kindern gut geht. Bewusste und achtsame Menschen sorgen sich um das Wohlergehen dieser Erde. Wenn wir uns um jemanden oder etwas kümmern, tragen wir das gedanklich in unserem Herzen. Es ist sinnvoll, sich mit einem Problem auseinanderzusetzen, damit sich auch eine Lösung zeigen kann. Die Milz nährt Beziehungen, die unter dem Begriff »Agape« fassbar sind, der christlichen Nächstenliebe. Wenn wir uns allerdings zu viele Gedanken um ein Thema machen, schwächen wir damit unsere Mitte. Der Gedankenballast blockiert uns ebenso wie zu viel unpassendes Essen. Müdigkeit macht sich breit, wir werden handlungsunfähig, sind angespannt, und alles wird noch schwerer.

Na wunderbar, denkst du vielleicht, wie soll ich mir denn keine Sorgen machen. Manche Gedanken und Grübeleien rund um eine körperliche oder seelische Krise sind berechtigt und notwendig, damit du eine gute Lösung für dich finden kannst. Diesen Weg musst du zum Teil allein gehen, weil es niemand für dich tun kann. Viele Informationen strömen auf dich ein und wollen aufgenommen, geklärt und gegebenenfalls wieder verworfen werden. Doch ist es ungemein wichtig, dass du prüfst, ob diese Gedanken wirklich deinem eigenen Wesen entsprechen.

Bei vielen Erkrankungen kommen Menschen mit einem festen Bild dieser Ereignisse auf dich zu. Dabei gibt es innerhalb eines Krankheitsbildes immer sehr unterschiedliche Ausprägungen, Behandlungsmöglichkeiten und Verläufe. Es gibt sie nicht, die Krebserkrankung, ebenso wenig wie pauschale Lösungen oder identische Verläufe. Leiden Menschen unter Herzproblemen, ist es oft genauso. Es gibt eine feste Wahrnehmung, welche Auslöser für Herzprobleme verantwortlich sind, welchen Einschränkungen Betroffene unterliegen und vielleicht auch, welche emotionalen oder seelischen Themen hinter der Erkrankung stehen.

Betrachte es einmal so: Jedes bedrohliche Ereignis im Leben eines Menschen ist erst einmal nur eine Möglichkeit, unsere bedingungslose Liebe zu zeigen. Eben dieses Annehmen von allem, ohne es zu bewerten, das ist ein wichtiger Schritt in Richtung Heilung und ein wertvoller Prüfstein für alle Beteiligten.

Wenn du wahrnimmst, dass du mit den Meinungen anderer Menschen zu Bett gehst, ist es wichtig, dich von ihnen zu befreien. Die Art von Sorgen, die nicht zu dir gehören, rauben dir Energie und schwächen dich, anstatt dich zu stärken. Dabei sind unterstützende und leichte Impulse so wertvoll. Wenn du bemerkst, dass dich Menschen mit ihren Ansichten anstrengen, darfst, ja, musst du dich von ihnen entfernen.

Erinnere dich auch an ein früheres Kapitel zum Thema »Meinungen«: Eine Meinung ist nichts anderes als ein Konglomerat von Einschätzungen und Gefühlen, die eine Person zu einem Thema hat. Im besten Fall hilft dir diese Meinung, und du kannst daraus einen für dich passenden Schluss ziehen. Im schlechtesten Fall übernimmst du ein Problem, das dir auf den Magen schlägt. Selbst Ärzte und Therapeuten sind nicht davor gefeit, ihre Meinung als Wissen zu verkaufen. Dir bereiten übernommene Meinungen, die nicht deiner inneren Wahrheit oder deinem Weg entsprechen, neben schlaflosen Nächten viel Kummer und auch Angst. Mein Rat: Gib nicht auf, und suche so lange, bis du für dich ein Ergebnis hast, das dir weiterhilft oder dich in deine Ruhe bringt. Alles andere kannst du loslassen. Dieser Prozess kann langwierig sein und dich viel Zeit und Kraft kosten. Doch ich bin mir sicher: Es gibt einen Weg, der dich weiterbringt. Es muss nicht immer alles zu 100 Prozent perfekt zusammenspielen, doch sollte immer mindestens ein Punkt dabei sein, der dich stärkt. Jedes Gespräch kann mit Respekt, Achtsamkeit und Wertschätzung stattfinden, und wenn du das Gefühl hast, dass es dir gerade zu viel wird, gehe eine kleine Runde spazieren, trinke eine schöne Tasse Tee, und atme tief durch.

Die folgenden Fragen können dir helfen, das Klare vom Trüben zu trennen, und somit auch deine Mitte stärken:

❀ Folgst du deinen eigenen Gedanken?

❀ Handelt es sich beim Gehörten oder Gelesenen um Fakten oder um Meinungen?

❀ Wer hat dir diese Daten zur Verfügung gestellt? Kannst du der Quelle vertrauen?

❀ Gibt dir diese Aussage Zuversicht?

❀ Macht es dich stärker?

❀ Fühlst du dich nach dem Kontakt mit diesem Menschen besser?

❀ Kannst du Wertschätzung, Achtsamkeit, Respekt und Liebe wahrnehmen?

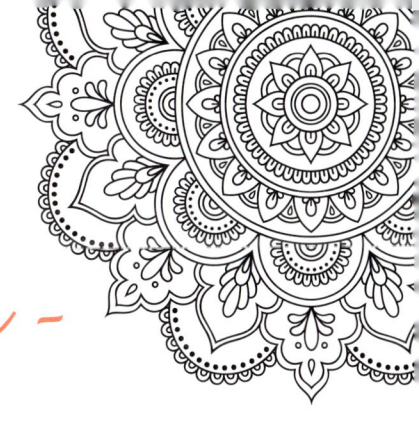

Pfeif auf Karma –
nicht schuldig!

Bedeutet gutes Karma gesund und schlechtes Karma krank?

Das mit dem Karma begegnet mir im Zusammenhang mit Krankheit oder Lebenskrisen ziemlich oft, und genauso oft macht es mir Kummer. Die klassische Erklärung für Karma: Alles, was wir tun oder getan haben, gleich, in welchem Zusammenhang, in welcher Zeit, in welchem Raum und in welcher menschlichen Interaktion, hat einen direkten Einfluss auf unser Schicksal. Es gibt in diesem Bild weder Zufall noch eine Kraft, die die Ereignisse unseres Lebens in bestimmte Bahnen lenkt. Wir alle sind es, die für unser aktuelles Leben und dafür, wie wir die Welt sehen, Verantwortung tragen. Genauso, wie wir für alles, was wir in Zukunft erleben werden, verantwortlich sind.

Das hört sich auf jeden Fall logisch an. Wenn ich mit meinem Rad zu schnell in die Kurve fahre, kann es sein, dass ich in der Wiese lande. Habe ich nie ein gutes Wort für meine Familie, bekomme ich vielleicht ebenfalls keine Wärme oder kein Mitgefühl, wenn ich es gerade dringend brauche. Mir kommt in diesem Zusammenhang der Begriff »Instant Karma« in den Sinn: Ursache und Wirkung sind fast immer bekannt, und man weiß um die Zusammenhänge des Geschehens, weil sie unmittelbar und in logischer Reihenfolge eintreten. Gott könnte auch nichts dafür, falls ich sozial inkompetent wäre.

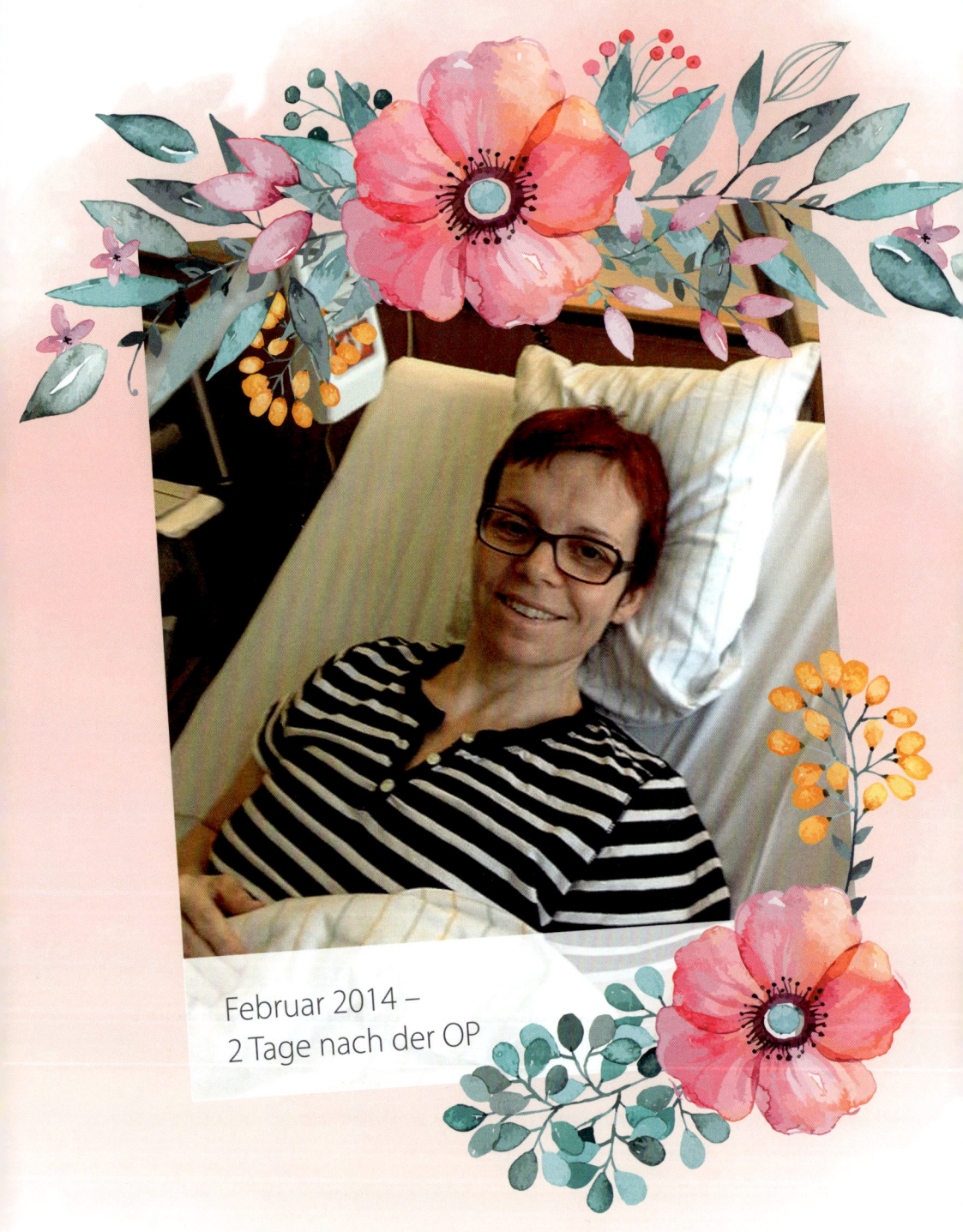

Februar 2014 –
2 Tage nach der OP

Was aber, wenn Karma wie Zeit relativ ist?

Kennst du das Gefühl, auf etwas sehr Dringendes zu warten, z. B. ein Prüfungsergebnis oder einen Untersuchungsbefund? Die Zeit kann in solchen Momenten sehr lang werden – relativ gesehen. So ist es auch mit dem Karma, es kommt auf den Standpunkt des Betrachters an. Aber wer beurteilt, ob ein Verhalten richtig oder falsch ist? Ich möchte dich bitten, mit mir ein kleines Gedankenspiel zu machen: Ein Mensch verliert sein Leben, weil er von einem betrunkenen Autofahrer angefahren wird.

Jetzt gibt es da zwei oder vielleicht auch mehr Fälle von Karma. Der Tote – er hatte wohl mieses Karma, weil er auf diese Weise seinen Tod gefunden hat. Oder war es genau andersherum? Eine langwierige schreckliche Erkrankung ist ihm vielleicht erspart geblieben, und daher war es gutes Karma, dass er auf diese Weise das Leben verlassen hat. Dann der Fahrer – er hat getrunken, gegen Verkehrsregeln verstoßen und seine Pflichten gegenüber anderen verletzt. Er hat auf jeden Fall schlechtes Karma angesammelt. Oder vielleicht doch nicht? Wer Karma kennt, kennt auch die Wiedergeburt. Vielleicht haben die beiden Seelen es so beschlossen? Du erlöst mich bitte von meinem schlechten Karma, und dafür helfe ich dir bei Gelegenheit.

Und was ist mit der Familie des Unfallopfers? Das Beispiel könnten wir noch sehr viel weiter spinnen. Ich weiß, dass dieses Beispiel ziemlich einfach ist und ganze Bücher zum Thema geschrieben wurden und sicher noch werden. Im Grunde erzeugt doch jede Bewertung einer Situation wieder neues Karma und damit Probleme, einerseits bei mir selbst, wenn ich bewertet werde, und auch, wenn ich eine Situation beurteile und der Meinung bin, zu wissen, welches Problem mein Gegenüber hat. Urteilen und Werten – beides ist nicht gerade förderlich fürs Karma.

Vielleicht gefällt mir deshalb der Ansatz des spirituellen Lehrers Eckhart Tolle, im Jetzt präsent zu sein. Im Jetzt kann ich einfach SEIN. Es gibt keine Vergangenheit und keine Zukunft, es ist ein wunderbarer Platz für etwas Ruhe und für eine Pause. Derzeit leben fast 7,8 Milliarden Menschen auf unserem wunderschönen Planeten. Eins ist uns allen gemeinsam: Wir leben in der gleichen Sphäre, alles, wirklich alles, ist uns gemeinsam anvertraut – auch unsere Gedanken. Meiner Ansicht nach sind es die Milde, die Liebe und die große Anstrengung vieler Menschen, die bereits die großen Krankheitsherde dieser Welt heilen, was dazu führen wird, dass die gewohnte Suche nach Schuldigen im Konzept von Schuld und Sühne ein Ende findet. Es gibt kein individuelles Karma, nur ein Sein – verwoben mit allem Sein auf diesem Planeten – und eine Reaktion, einen Gedanken, ein Tun, das uns alle bewegt. Deshalb ist es wichtig, dass wir das Bewusstsein dafür entwickeln, was unser nächster Schritt in seiner Tiefe tatsächlich bewegt.

Schnelle Lösungen gibt es nicht, wohl aber schnelle Hilfe

Gesundheitsprobleme bringen für die Betroffenen und ihre Lieben meist viel Leiden mit sich. Eine Freundin, die sich ums Essen kümmert, ein Freund, der mit dir spricht und zuhört, daraus entwickelt sich der Raum für Genesung und Ganzwerden. Als Therapeut kann ich begleiten und liebevoll Räume öffnen, in denen achtsames und wohlwollendes SEIN stattfinden kann. So kann sehr lebensnah und liebevoll ein Verbundensein wachsen, Heilung für jede verletzte Seele – körperlich, geistig und seelisch.

Im Laufe meiner Geschichte sind mir oft Menschen begegnet, die immer und sofort Lösungen parat hatten. Es gibt einen Schuldigen, zack, fertig. Meine Erfahrungen dazu sind aber anders: Es gibt sie nicht, die pauschalen Schlüssel, die in jedes Schloss passen und damit ein zufriedenstellendes Ergebnis erzeugen. Was es für mich sehr wohl gibt, sind einfache Antworten, die ich oft als »außergewöhnlich«, »unerwartet« oder »wundersam« bezeichne, und die Ansätze dazu kommen aus den Menschen selbst. Es sind Erkenntnisse und wirksame Strategien, die nach einer durchweinten Nacht oder einem langen Gespräch aus dem eigenen System kommen und für echte Wandlung sorgen.

So viele Ängste entstehen, weil wir mit dem Verstand Dinge bewerten und einteilen. Die Seele ist ein empfindsames Wesen und nimmt diese Begebenheiten wahr. Sie versucht, dem Wertesystem Rechnung zu tragen und kommt in Not, weil sie es nicht schafft. Perfektionismus treibt uns in die Angst. Aber das Perfekte existiert nicht, schon gar nicht bei uns Menschen – wir menscheln halt immer an einer Ecke.

Krebs ist eine multifaktorielle Erkrankung. Niemand kann mir sagen, was genau meinen Tumor ausgelöst hat. Jede Erkrankung hat eine systemische Geschichte und sollte auch auf allen Ebenen betrachtet werden. Körperlich ist das für viele vollkommen logisch. Daneben braucht das Denken Unterstützung und Hilfe, damit klare Entscheidungen getroffen werden können und Vergangenes seinen Platz finden kann. Deiner emotionalen Ebene hilft behutsame Zuwendung, damit eine möglichst positive regenerierende Sphäre entstehen kann. Für mich persönlich bedeutet das, Frieden zu erlangen mit den Unbilden des Lebens, all das, was war, zu betrachten und doch nicht mehr zu nähren. Es gibt nichts mehr zu verbessern, denn du bist bereits die beste Ausgabe von dir. Gönne dir eine Pause, und genieße den Tag. Mit der gewonnenen Kraft entwickelst du deinen persönlichen Plan der Wiederherstellung. Wie auch immer er für dich aussieht – du bist dein bester Experte.

Der achtsame Umgang mit kranken Menschen, gerade, was bewertende Denkstrukturen rund um das Thema »Karma« betrifft, ist mir sehr wichtig. Denn nicht selten führen diese Gedanken dazu, dass sich Menschen, egal, ob sie unter Ängsten, Depressionen oder körperlichen Beschwerden leiden, keine Hilfe holen. Ach ja, bevor ich es vergesse: Ich glaube auch an Gnade, an Wunder und an Segen. Und nein, du musst dafür kein gutes Karma angesammelt haben. Das geschieht einfach so. Jeder Tag ist so ein Wunder und ein Geschenk. Ist das nicht schön?

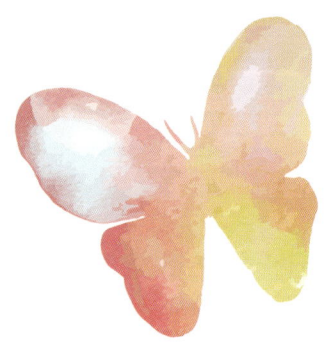

Heute folge ich
den Schmetterlingen

Wenn du deine akute Behandlungsphase abgeschlossen hast, kommst du sicher aus einer Art Marathon. Jeden Tag hast du neue Informationen erhalten – manche sehnlichst erhofft, andere mit schwerem Herzen befürchtet. Hinzu kommen jetzt noch viele Dinge, die du gar nicht hören oder sehen willst. Gut gemeinte Ratschläge oder unbedacht ausgesprochene Worte, die dein wundes Herz nur noch mehr aus seinem Takt bringen. Es tut mir so leid, ich fühle mit dir! Dein Verstand hat gelernt, konzentriert und hellhörig zu sein, Informationen aufzunehmen, zu sammeln, auszuwerten und Entscheidungen zu treffen. Du willst vielleicht nur eins: verstehen, was da gerade passiert und weshalb ausgerechnet dir. Eine Auszeit von diesem ganzen Stress, abtauchen und einfach nicht da sein.

Was könnte nun eine Hilfe für dich sein? Wer oder was könnte dich zu einem Lächeln bewegen oder für eine kleine Ablenkung sorgen? Du bist eine einzigartige Persönlichkeit. Von daher kann ich dir nur beschreiben, was mir geholfen hat. Es würde mich sehr freuen, wenn ich dir damit eine Tür öffnen kann und du eine Möglichkeit entdeckst, die dich entlastet. Spätestens jetzt, in diesem Augenblick, ist ein guter Zeitpunkt dafür.

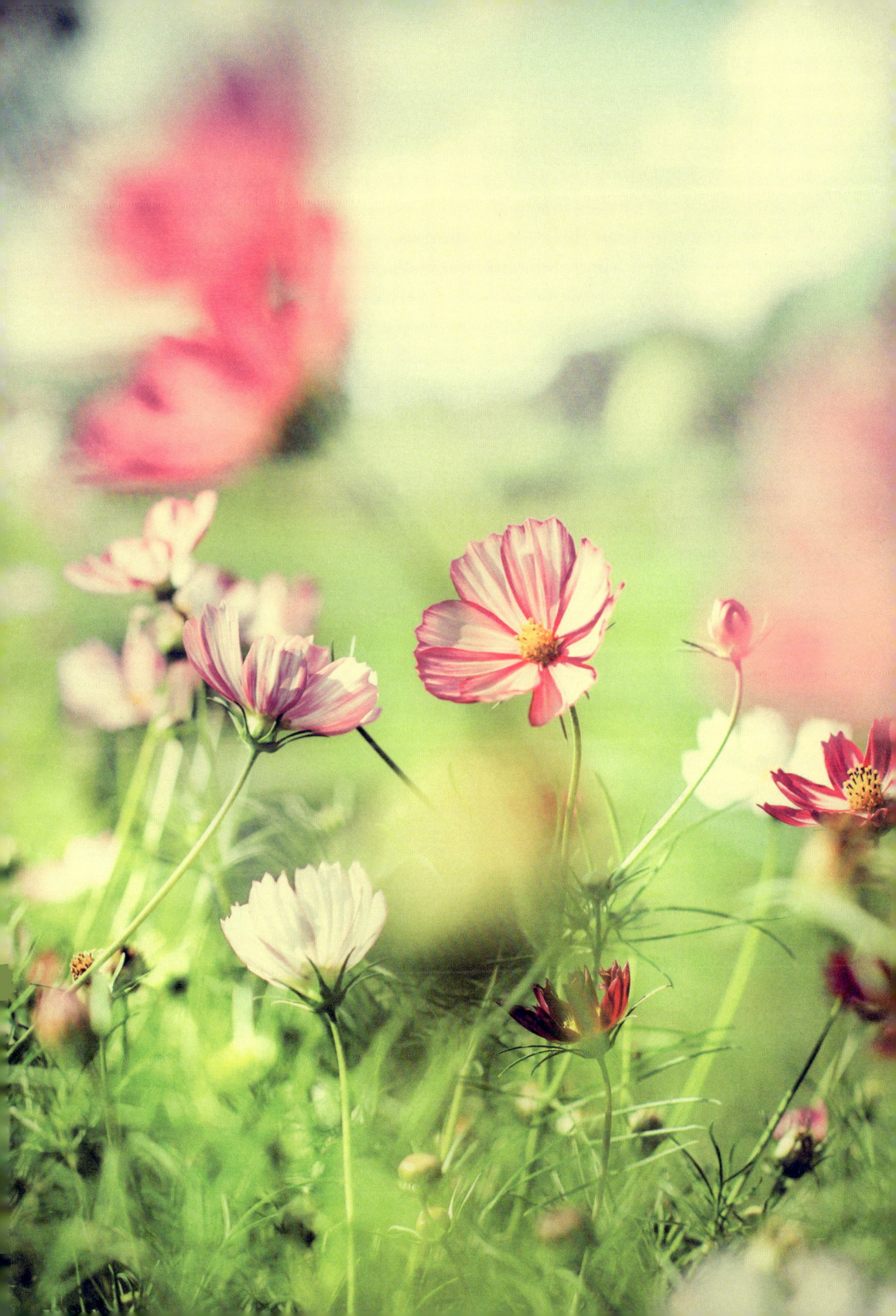

Am Tag meiner Diagnose war ein Konzertbesuch geplant gewesen. Ich zögerte damals einen Augenblick, ob ich das Konzert besuchen soll oder nicht. Ich fühlte mich, ehrlich gesagt, nicht wirklich anwesend, und ich wollte über das, was ich an diesem Vormittag erlebt hatte, auch nicht mit vielen Menschen sprechen. Andererseits hatte ich mich auf den Abend gefreut, und so habe ich mein Herz entscheiden lassen und bin hingegangen. Und was soll ich sagen: Es war einfach schön. Jeder Ton hat meinen ganzen Körper mit einer sanften Schwingung umhüllt, und obwohl ich kurz nach der Hälfte nach Hause ging, bleibt mir dieser Abend unvergesslich. Ich war still, bei mir und wusste einfach: Alles wird wieder gut. Ich habe eine sehr tiefe Beziehung zu Musik. Obwohl ich selbst kein Instrument spiele, hat mich Musik durch viele schwere Zeiten in meinem Leben getragen. An diesem Abend wurde ich sozusagen darauf eingestimmt, die Dinge auf eine andere Art zu sehen. Musik kann eine großartige Zuwendung sein und verändert deine Stimmung im wahrsten Sinne des Wortes.

Deshalb höre ich auch jetzt – lange nach meiner Behandlungsphase – Musik für meine kleinen Fluchten. Das kann Entspannungsmusik sein oder meine Lieblingstanzmusik aus den 1980er-Jahren. So, wie es sich gerade gut für mich anfühlt. Ich wünsche mir für dich, dass auch du schöne Musik in dein Leben holst und mit ihr auf ganz einfache Weise deine Seelenlage harmonisierst.

Außerdem bin ich ein aktiver Mensch – ich agiere lieber, als zu reagieren. Da ich weiß, wie sehr Stress auch auf den Körper wirkt, gehe ich seit dieser Zeit viel, denn Bewegung ist das einfachste und günstigste Mittel, um Stresshormone im Körper wieder abzubauen.

Soziale Kontakte sind im Leben immer wichtig, und besonders tragend sind sie, wenn wir in einer Krise stecken. Ich kenne und schätze viele Menschen, in der Zeit meiner Behandlung aber hatte ich besonders engen Kontakt zu zwei Freundinnen, die mich schon sehr lange begleiten. Das war für mich genau richtig, denn viel mehr an Austausch wäre mir zu viel geworden. Du darfst deine Kontakte so dosieren, dass sie dir guttun. Du musst es niemandem recht machen, denn heute folgst du den Schmetterlingen. »Lass uns den Schmetterlingen folgen« – dieses Zitat aus einem »Harry Potter«-Film ist ein geheimer Code zwischen meinem Mann und mir für Situationen, in denen einer von uns etwas Abstand zu dieser Situation benötigt. Wir gehen dann spazieren, schauen einen schönen Film an oder gönnen uns eine andere kleine Auszeit von dem speziellen Thema. Es ist eine Zeit, um sich selbst klar zu werden, wie ein Problem gelöst werden kann, oder eine Möglichkeit, Kraft zu sammeln für Ereignisse, die sich nicht so schnell lösen lassen. Meine drei Töchter und mein Mann waren der wichtigste Raum für meine Erholung, und dennoch war und ist es gut, dass ich mir auch professionelle Unterstützung hole. Als Heilpraktikerin für Psychotherapie weiß ich, dass auch eine Therapeutin jemanden an der Seite braucht, der einen Blick von außen auf eine Krise werfen kann, die richtigen Fragen stellt und die eigene Verletzlichkeit mittragen kann.

Professionelle Hilfe im Rahmen einer körperlichen Erkrankung kann ganz unterschiedlich aussehen. Ein achtsames Gespräch mit einem Menschen, der den Schmerz und den Kummer tragen kann, einen Wutausbruch aushält und die Dinge nicht persönlich nimmt, ist für mich ein echter Glücksfall. Es muss kein Psychologe sein, der dich unterstützt. So habe ich eine liebe Freundin, die als Körpertherapeutin in einer Physiotherapiepraxis arbeitet. Das, was sie an Herzensgüte und Milde ihren Patientinnen anbietet, öffnet einen wunderbaren Raum der Heilung. Höre dich um, und mit etwas Glück findest du die richtigen Gesprächspartner.

Es ist enorm wichtig, dass es dir im Augenblick einfach besser geht. Damit das gut für dich funktioniert, darfst und sollst du einfach liebevoll zu dir selbst sein. Vielleicht möchtest du mehr Ruhe, oder dir ist nach Ablenkung. Sind Menschen für dich eine gute Hilfe, oder ist es die Natur? Auch wenn ich mich wiederhole: Du bist jetzt das Zentrum. Plane unbedingt Zeiten ein, in denen du Dinge machst, die dein Herz erfreuen, nur das soll dann wichtig sein. Möglicherweise helfen dir die folgenden Fragen dabei, herauszufinden, was dich jetzt am meisten unterstützt. Ich teile den Menschen in die Bereiche »Körper«, »Geist« und »Seele« ein. Das hilft mir persönlich und in meiner Arbeit immer sehr gut, den aktuell wirksamsten Hilfehebel zu finden, denn mentale und seelische Probleme können einen körperlichen Auslöser haben und natürlich auch umgekehrt. Stelle dir also die Fragen, und spüre in deinen Körper, in deinen Geist und in deine Seele hinein, welche Antwort du erhältst.

✿ Welcher Teil von dir hat im Augenblick am meisten Stress?

✿ Wie könntest du diesem Teil helfen, damit er sich entspannt?

✿ Was hat dir in Notzeiten schon geholfen, dich besser zu fühlen?

✿ Wo fühlst du dich besser, wenn du Nein zu etwas sagst?

✿ Was könnte dich auf andere Gedanken bringen?

✿ An welchem schönen Ort kannst du dich gut entspannen?

✿ Wo könntest du deine Angst, deinen Kummer, deine Wut, deine Enttäuschung, deinen Ärger, deine Sorgen zum Ausdruck bringen, ohne dich erklären zu müssen?

✿ Wovon möchtest du Abstand nehmen, weil es dich schwächt?

✿ Wie kannst du das gut umsetzen?

✿ Wen könntest du um Unterstützung bitten?

✿ Was hast du schon lange nicht mehr gemacht, obwohl es dir große Freude macht?

Diese Sammlung von Fragen ist nur ein Impuls. Vielleicht kennst du bessere Wege, fürsorglich mit dir selbst zu sein. Auch Schimpfen und Meckern gehört für mich dazu. So kann es schon mal sein, dass ich wie ein Rohrspatz schimpfend in meiner Küche stehe und mit dem »Universum« heftige Debatten führe. Das Universum war mir deshalb noch nie böse oder fühlte sich missverstanden. Dein wichtigster Schritt zur Entspannung sollte sein, dass du den Frust und den Ärger über deine Krise zulässt und ausdrückst. Aus Erfahrung kann ich dir sagen: Damit entlastest du dein System enorm.

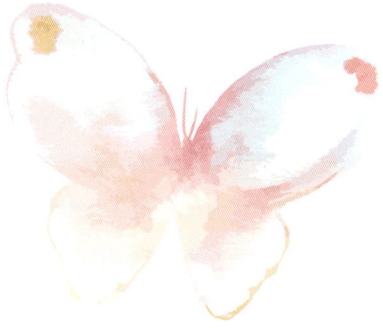

Worte haben Kraft

Verwende deine Worte behutsam!

Was denkst du, wenn du diesen Satz liest? Sprache ist eine sehr sinnliche Angelegenheit – Worte können süß wie Honig sein, einen herben Beigeschmack haben oder vollkommen leer sein. Sie können uns treffen, Sicherheit vermitteln und Mut machen.

Sprache ist Schwingung. So viele Wörter, Geräusche, Töne, die täglich durch unser Bewusstsein wandern, lassen uns das Leben erfahren. Unser Verstand bewertet alles, teilt es ein in Wichtig oder Unnötig. Das ist sehr praktisch, allerdings sieht unsere Seele das etwas anders. Das Unterbewusstsein kennt jedes Wort, jede Schwingung, nimmt Wörter auf wie Medizin. Daher ist es wichtig, dass du eine für dich verträgliche Medizin wählst. Wenn du Menschen um dich hast, die mit ihrer Wortwahl immer wieder eine deiner Narbe aufreißen, ist es dein gutes Recht, eine Zeit lang auf Abstand zu ihnen zu gehen.

Erinnere dich einmal an einen gemütlichen Filmabend bei dir zu Hause. Obwohl dein Verstand weiß, dass du nur einen Film ansiehst, zieht dieser dich in seinen Bann. Deine Seele reagiert mit einer ganzen Palette an Gefühlen. Vielleicht mit einer Extraportion Mut oder auch Zuversicht. Wenn eine Szene sehr emotional ist, können auf dem Sofa schon einmal Tränen fließen. Und ein lustiger Kinderfilm kann die Seele entspannen, wenn im Augenblick vielleicht alles besonders anspruchsvoll ist. In solchen Momenten liebe ich die Minions. Die kleinen gelben Männchen bringen mich mit ihrem Blick auf die Welt immer zum Lachen, und das tut einfach nur gut.

Du kannst dir durch bewusstes Hören auch kleine Inseln in deiner Welt erschaffen, um zu entspannen und auch einmal vergnügt zu sein. Mache dir bitte klar, dass Geräusche, egal, welcher Art und Quelle, immer eine Schwingung haben, denn sonst könntest du sie nicht hören. Gleichzeitig tragen unsere akustischen Eindrücke mit dazu bei, wie wir unsere Welt erfahren – eher positiv, kraftvoll, Hoffnung gebend oder schlimm, bedauernswert, arm. Und dazwischen gibt es noch unzählige Nuancen, aber die Richtung, in die du gehen willst, kannst du selbst beeinflussen. Du möchtest dein Leben Schritt für Schritt besser erfahren, eigenständig gestalten und Verantwortung dafür übernehmen? Die folgenden Tipps helfen dir dabei:

- ❀ Nimm dir täglich Zeit, und lies einen kleinen, inspirierenden Text, der deine Stimmung hebt.
- ❀ Verabschiede dich von negativen Fernsehsendungen und Radiobeiträgen.
- ❀ Suche gezielt nach Informationen, die ein positives Weltbild zur Grundlage haben.
- ❀ Gehe in regelmäßigen Abständen hinaus in die Natur.
- ❀ Lasse Menschen, die dich durch ihre Sprache und ihre Themen belasten, weiterziehen.
- ❀ Wähle Musik, Gedichte, Geschichten, die sich gut anfühlen, und triff Menschen, die dir guttun.

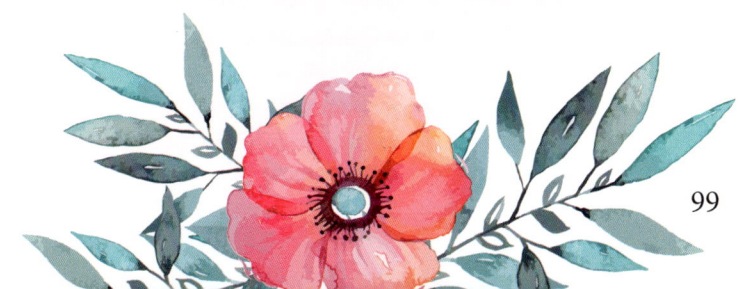

Dein Herzschlag hat, wenn du entspannt bist, einen wohltuenden Rhythmus, und deine Atmung kann tief und weit werden. Kurzum: Die Seele darf sich entspannen. Folge wie selbstverständlich den Schmetterlingen. Das Leben ist eine einzige Wellenbewegung, und selbst das Yin-Yang-Symbol, die Monade, beinhaltet die Information des Werdens und Vergehens. Aus dieser Bewegung entsteht Entwicklung. Jedes Wort hat eine Schwingung, und diese kann uns stärken und leichter machen.

Worte können aber auch wie ein heftiger Windstoß alles über den Haufen werfen. An einem Nachsorgetermin wurde ich nach der CT-Untersuchung für eine kurze Besprechung der Aufnahmen einem Arzt zugewiesen, der anscheinend neu in der Abteilung war. Er sah sich die Aufnahmen an und erklärte mir, dass er sich alles noch einmal genau ansehen müsse, aber soweit er sehen könne, sei alles in Ordnung. NOCH! Diese vier Buchstaben – musste das sein? Er war nicht darauf gefasst, dass ich sofort wissen wollte, wie er das meine. Er antwortete etwas von Erfahrungswerten und dass es doch immer nur eine Frage der Zeit sei, bis der Tumor wieder zurückkommen würde. Wir hatten ein kurzes Gespräch darüber, was es heißt, Dinge in eine Form zu bringen. Mit ein paar Buchtipps rund um das Thema »Kommunikation« verließ ich ihn in der Hoffnung, dass er sich doch noch entwickeln möge.

Ich fühle mich eigentlich sehr gefestigt, und dennoch hat er mir klar gemacht, wie nötig es ist, dass wir lernen, Dinge richtig einzuordnen. Er war kein Fachmann für meine Art von Tumor, sondern der Fachmann für CT-Aufnahmen. Allem Anschein nach fühlte er sich nicht ausreichend gesehen und bezog Energie von Menschen, die nicht vollkommen in ihrer Kraft waren. Deshalb ist es wichtig, solche Dinge nicht persönlich zu nehmen. Es hat nichts mit dir zu tun, wenn Menschen unachtsam sind. Es liegt an deren Geschichte, nicht an dir. Das passiert manchmal absichtlich, viel öfter aber ohne Bewusstsein dafür, was beim Gegenüber ankommt.

Wörter haben eine unglaubliche Kraft, denn sie bringen Gedanken in Form. Gerade, wenn es um Krankheiten geht, nutzen wir oft Wörter wie »kämpfen«, »besiegen« oder »bezwingen«. Wie wäre es, wenn wir uns für Gesundheit starkmachen, unsere Zellen klären und Hitze kühlen? Ich weiß, es ist nicht immer so simpel, doch ich denke, dass es sich lohnt, wenn wir schönere Wörter benutzen und damit eine angenehme Schwingung erzeugen.

In den Anfangsjahren meiner Arbeit war ich in meiner Begeisterung ganz gern für einen Rat-SCHLAG zu haben. Im Laufe der Zeit habe ich mir das – Gott sei Dank – abgewöhnt. Zu viele Ereignisse in unserem Leben sind eben nicht einfach zu erklären. Es fehlen dann passende Worte. Geduld und Ruhe sind für mich eine sehr hilfreiche Methode: Hinhören und hineinspüren, was der betroffene Mensch oder sein Gegenüber wirklich braucht, das hilft sehr dabei, die passenden Worte zu finden.

Dabei gilt für mich im Zweifel: lieber einmal ein falsches Wort zu viel als gar keins. Wie oft verfallen Menschen im Angesicht der Not ins Schweigen, weil sie Angst haben, etwas Falsches zu sagen? Auch als Betroffener ist es gut, erst einmal ins Gefühl zu gehen und herauszufinden, was jemand anderes mitteilen möchte. Ist es wirklich so schlimm, dass er kein passendes Wort findet? Wie würde es mir selbst im umgekehrten Fall ergehen?

Jede Krise birgt eine echte Chance für mehr Liebe, Vertrauen, Weisheit und Nachsicht, und niemand ist perfekt. Sobald du versuchst, den wahren Kern einer Aussage zu begreifen, verändert sich alles. Eine tief wirksame Variante von Worten äußern wir tagtäglich uns selbst gegenüber, denn auch wir können unser Gegenüber sein. Was hörst du, wenn du in den Spiegel blickst? Das ist noch viel tragender, manchmal auch zermürbender, als das, was dir deine beste Freundin in einem unbedachten Moment sagt. Das glaubst du nämlich ungefragt, denn du hast ja recht. Deine eigenen Worte können so tief verletzend sein, dass es auf allen Ebenen schmerzt. »Du warst noch nie besonders gut in Mathe.« »Na ja, Kreativität ist jetzt nicht wirklich dein Ding, und hübsch ist auch was anderes.« Eine große Traurigkeit ist oft die Folge. Doch woher kommen solche negativen Worte, welchen Ursprung haben sie? Manchmal wissen Menschen das sehr genau, ein anderes Mal müssen sie sich auf die Suche machen.

Was sagst du jeden Tag zu dir? Gerade in Krisenzeiten gelangen diese Grundtöne gern an die Oberfläche. Wenn du dir wirklich etwas Gutes tun möchtest, notiere alle Wörter, die dir besonders auffallen. Am besten legst du dir dafür ein Heft zu. Gehen dir Gedanken wie »so ein Mist, jetzt ist alles zu spät« oder »das bringt mich um« durch den Kopf? Wie wäre es, wenn du sie durch schöne Wörter ersetzt. Ich liebe diese Wortspielereien. »Glück«, »Gaben«, »nehmen«, »lassen« sind z. B. solche Wörter, sie verändern Bezugspunkte und können den Raum erschaffen, den es braucht, damit du in Ruhe deinen Weg der Heilung gehen kannst. So kannst du auf sehr liebevolle Weise schwere Wörter durch leichte ersetzen, denn unser Geist mag keine Lücken. Wenn du alte, überholte Wörter und Sätze gegen neue, schöne und unterstützende tauschst, wird der Raum neu gefüllt, und auf diese Weise zieht ganz leicht eine neue Stimmung in dein Bewusstsein ein. Es gibt auch verschiedene sehr gute Bücher zu diesem Thema.

Ein kraftvoller Ausdruck, der mir sehr gut gefällt, ist: »Schritt für Schritt.« Wenn du weißt, dass du die eine oder andere Wegstrecke gehen musst, wenn aktives Handeln gefragt ist, ist dies ein schöner Satz für den Spiegel oder für die Handtasche. Schreibe ihn auf einen kleinen Notizzettel, und klebe ihn irgendwohin, wo du ihn immer sehen kannst. Er erinnert dich daran, dass dich jeder Schritt näher an dein Ziel bringt. Wörter wie die folgenden sind, während ich sie schreibe, bereits eine Wohltat:

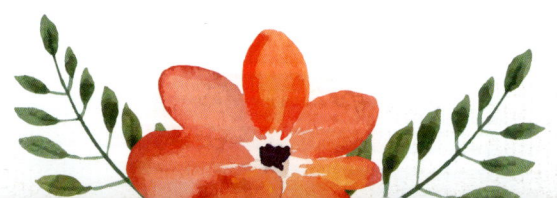

- ✿ **Jetzt** – es holt dich in den Augenblick zurück.

- ✿ **Lassen** – es hilft beim Loslassen und dabei, etwas sein zu lassen, sich entwickeln zu lassen, oder auch dabei, sich Zeit zu lassen.

- ✿ **Können** – du kannst mehr, als du weißt, und dein Unbewusstes weiß es sehr wohl.

- ✿ **Danke** – ein wunderbares Wort, das die Dinge ins rechte Verhältnis rückt.

- ✿ **Liebe** – es öffnet das Herz und besänftigt uns.

Ein Wohlfühlsatz könnte lauten:
Schritt für Schritt im Jetzt, lasse Liebe sein.

Es geht nicht darum, dass jeder Satz Sinn ergibt. Er sollte sich für dich gut anfühlen, dir ein Lächeln auf dein Gesicht zaubern. Einfach so, damit deine wunderbare Seele weiß, dass sie besonders schön ist. Dein Unbewusstes möchte solche Sätze in deine Wirklichkeit holen und wird nach entsprechenden Möglichkeiten suchen.

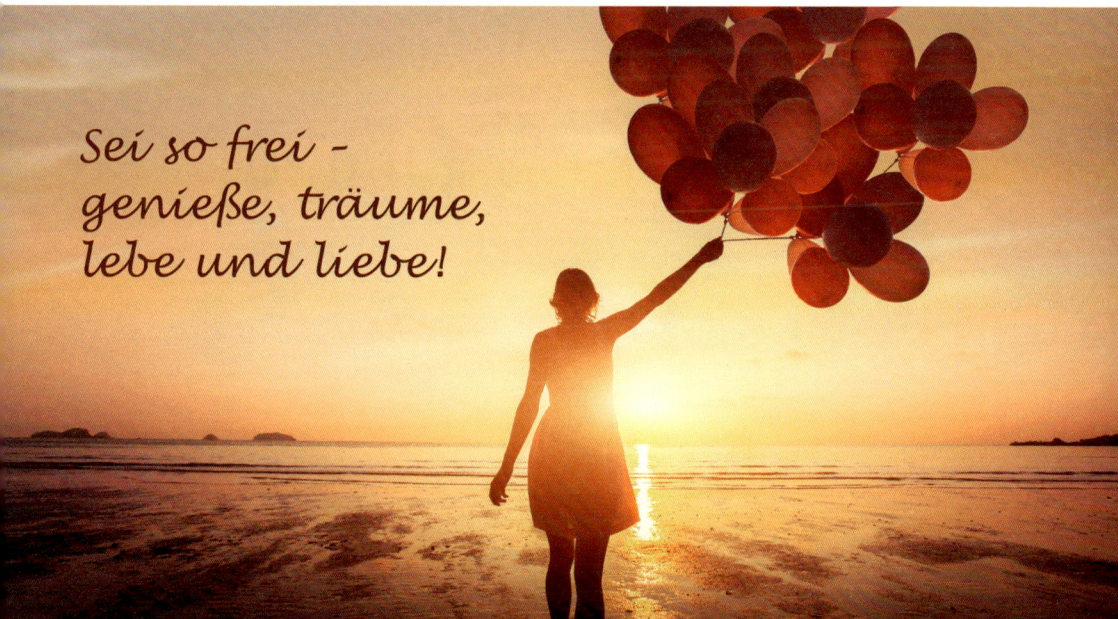

*Sei so frei –
genieße, träume,
lebe und liebe!*

Dein
heilsamer Raum

Jeder Mensch hat einen inneren Ort, der eine sehr tiefe und heilsame Wirkung hat. Besonders, wenn wir unsere Grenzen ausloten müssen, weil wir körperlich krank sind oder eine seelische Krise uns erschüttert hat, kommen wir diesem Zentrum in uns oft näher. Manchmal liegt dieser heilsame Raum jedoch unter einer Menge von Meinungen und Glaubenssätzen verborgen, sodass wir ihn erst suchen müssen. Diese Suche kann einfacher sein, als du vielleicht vermutest, und dennoch tief greifender, als du glaubst.

Heilung geschieht in einem heilsamen Raum – einem Raum voller Möglichkeiten!

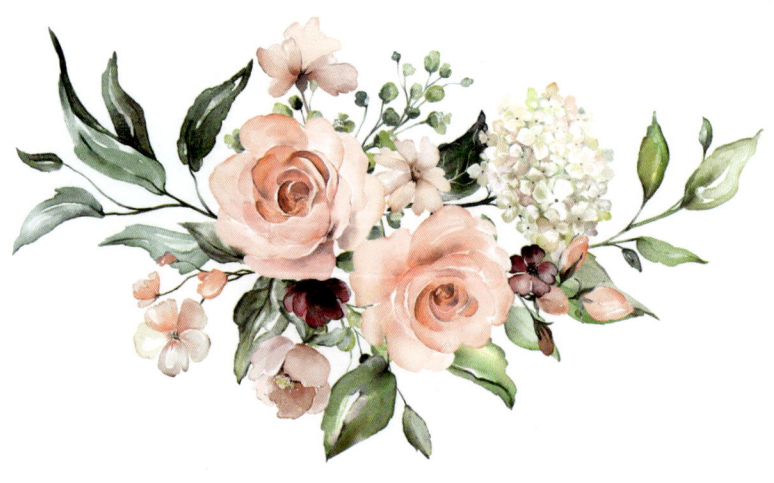

Hier können sich Körper, Geist und Seele neu verbinden, und alle Grenzen zwischen Raum und Zeit sind aufgehoben!

Einen heilsamen Raum zu erschaffen, ist eine schöne Sache, die ich auf jeden Fall mit dir teilen will. Selbst, wenn du manchmal den Eindruck hast, dass sich alles schwer anfühlt, gibt es immer etwas, von wo aus du deinen heilsamen Raum öffnen kannst. Ein heilsamer Raum ist ein Energiefeld, das dir dabei hilft, wieder in dein eigenes Kraftfeld einzutreten. Ganz sanft und voller Eleganz – dieser Raum ist wie eine heilende Sphäre mit einem eigenen Bauplan. Es ist alles in dir, was du für das wunderschöne Bauwerk benötigst, und voller Liebe kannst du deinen persönlichen heilsamen Raum immer wieder neu erschaffen. Er kann durch achtsame Kommunikation gehalten werden, sodass er dich täglich mit seiner Energie stärkt.

Manchmal ist dieser Raum hell erleuchtet und klar. Ein anderes Mal dürfen wir das Licht erst wieder neu entfachen und die Stille mit Leben füllen. So wird aus einem virtuellen Raum voller Heilung und Zuversicht tatsächlich ein körperlich spürbares Energiefeld, das dich hält. Der heilsame Raum ist der Raum aller Möglichkeiten. In ihm bist du weit mehr als Kummer und Sorgen, in ihm gibt es dich nur als die großartige Seele, die du bist. Alles, was dich beschwert, kannst du nun betrachten und umwandeln – jede Geschichte, die mit einem Leiden verbunden ist, findet einen Ort, an dem du sie lassen kannst.

Ein heilsamer Raum kann ganz unterschiedlich beschaffen sein. Es kann ein Raum im übertragenen Sinn sein, dann geht es um ein Schwingungsfeld für Regeneration und Heilung. Eine sehr praktische Möglichkeit, mit einem heilsamen Raum zu arbeiten, ist es, ihn für sich selbst zu erschaffen, z. B. in einem Bereich in deiner Wohnung oder in deinem

Zimmer. Richte dir einen besonderen Platz ein, und schmücke ihn mit schönen Dingen, die du liebst. Vielleicht liegen dort auch ein Buch oder Kopfhörer bereit, und Blumen verschönern alles. Eine kuschelige Decke oder eine Wärmflasche helfen dir dabei, alles zu einem richtigen Wohlfühlort zu machen. Hier kannst du deinen Gedanken nachhängen, meditieren oder eine innere Reise machen. Stelle dir dabei vor, dass es in einem für dich passenden Abstand eine feine, aber doch feste Abgrenzung zur Welt um dich herum gibt. Alles, was sonst in dein Bewusstsein dringt, befindet sich außerhalb deines Schutzraums, und du kannst dich im Laufe des Tages in deinem heilsamen Raum ein bisschen ausruhen. Leichte Duftöle helfen deinem Verstand, schneller zur Ruhe zu kommen. Du kannst dir auch vorstellen, dass deine Decke eine besondere Decke ist, die Heilkraft ausstrahlt, und sobald du sie auf deine Beine legst, tritt diese Wirkung in Kraft. Dein Körper, dein Geist und deine Seele können sich erholen und auftanken.

Wenn du dir solch einen Ort der Entspannung und Regeneration erschaffst, hast du für dich einen sehr persönlichen heilsamen Raum entstehen lassen. Selbst, wenn du unterwegs bist, kannst du einen Anker mitnehmen, der dich in diesen Raum holt, z. B. einen Duft, ein Tuch oder ein Musikstück. Ich beschreibe es dir, weil ich nicht nur aus persönlicher Erfahrung weiß, wie wirksam der Raum ist. Jede Zelle reagiert auf diese Art von Sicherheit. Dein Hormonsystem bleibt ruhig, und dein Immunsystem kann viel leichter in aller Ruhe die notwendige tägliche Arbeit tun. Wenn meinen Klienten diese einfachen Mittel nicht reichen, empfehle ich ihnen, zusätzlich mit Bachblüten oder Spagyrik zu arbeiten. Als Mischungen in Tropfenform oder als Sprays können sie die Energien sanft ausgleichen und sind ebenfalls ein wichtiger Halt für eine selbstwirksame Seelenpflege.

Viele Menschen spüren die Wirkung von heilsamen Räumen, wenn sie in der Natur unterwegs sind. Nicht ohne Grund ist das Waldbaden so sehr in Mode gekommen. Liebst du auch die Stille im Wald und nimmst

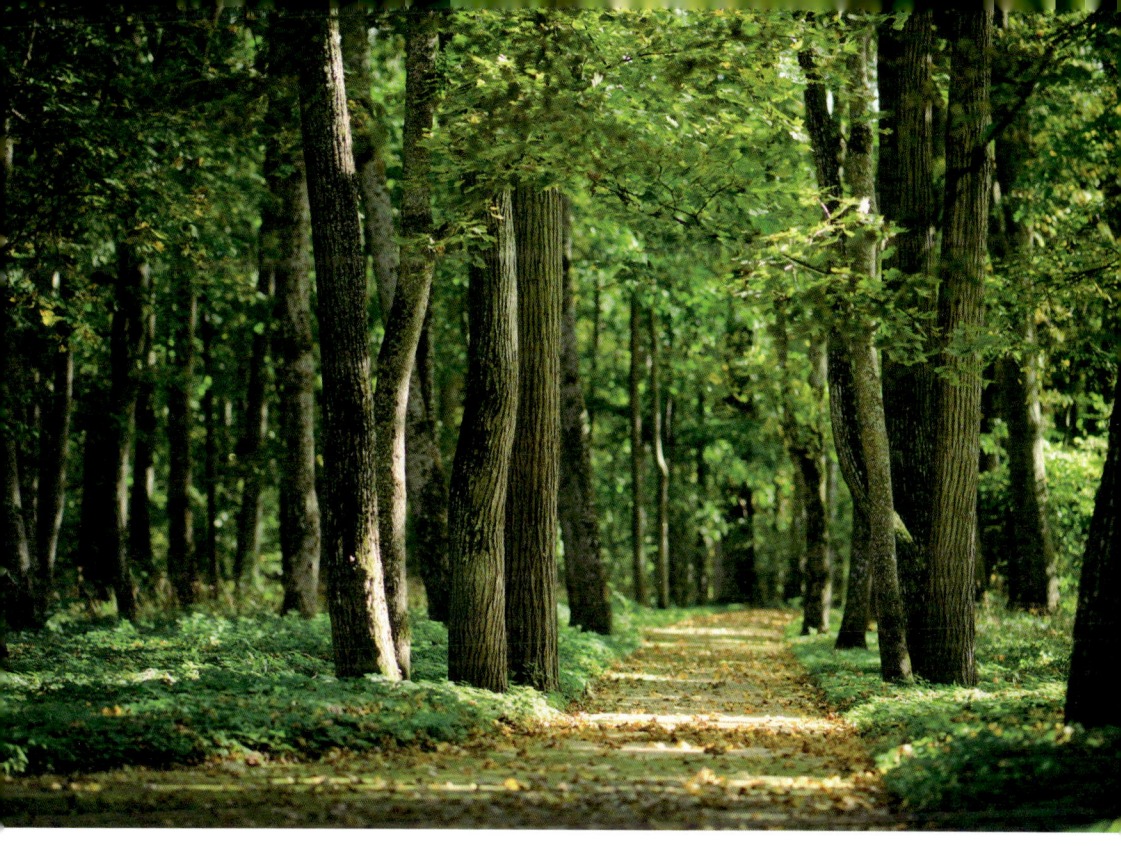

die Farben und die Gerüche der Natur mit jeder Zelle deines Körpers auf? Frauen haben oft große Ängste davor, allein in den Wald zu gehen. Für mich war das erst einmal sehr überraschend, weil ich mich im Wald sehr behütet und genährt fühle. Wenn wir aber unsere Kulturgeschichte hinzuziehen, war der Wald immer schon etwas sehr Zwiespältiges. Es lohnt sich jedoch, sich auf die heilsame Kraft dieses besonderen Raumes einzulassen. Er wird dir Kraft und Ruhe spenden und auch deinen Blick verändern, denn du bist einerseits ein Teil des Waldes und andererseits der Wald selbst. Auch in deinem persönlichen heilsamen Raum kannst du deinen Kummer, deine Sorgen und Schmerzen aus einer anderen Perspektive betrachten und erkennen, dass da immer mehr ist als dieser einzelne Aspekt.

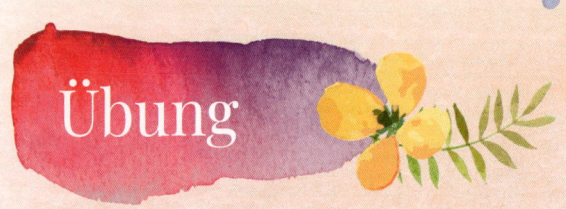

Übung

Dein heilsamer Raum

Ich möchte dich hier mit einem meiner Lieblingswerkzeuge bekannt machen. Ich nutze für mich und meine Klienten gern einen besonderen Raum. Er ist ein geschützter Ort, und immer, wenn ich dich einlade, eine Übung oder eine kurze Meditation zu machen, kannst du diesen imaginären Raum aufsuchen. Niemand außer dir hat Zugang zu ihm. In ihm hast du einfach ein bisschen Ruhe, wenn du dich um deine Anliegen kümmern möchtest, und kannst eine virtuelle Tür hinter dir schließen. Für einen kleinen Zeitraum bleibt das Alltagsgeschehen einfach draußen. Dein Bewusstsein kennt diesen Raum der Stärkung schon immer – vielleicht aus deinen Träumen. Manchmal geht der Zugang dorthin aber im Alltag verloren, oder die Herausforderungen des Lebens nehmen zu viel Raum ein, und daher ist es eine wunderbare Unterstützung, wenn du dich wieder an deinen heilsamen Ort in deiner Seele erinnerst.

Bevor du mit der Übung beginnst, ist es gut, sie einmal ganz durchzu-lesen. Damit verschaffst du dir einen ersten Eindruck von deinem heil-samen Raum. Wenn du möchtest, kannst du die Übung auch vorlesen und dich dabei aufnehmen, z. B. auf deinem Handy. Auf diese Weise fällt es dir leichter, später die innere Reise in deinen heilsamen Raum zu machen – du musst nur deiner Stimme folgen. Und du hast die Übung für Notfälle vielleicht auf deinem Telefon parat.

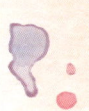

Es ist nicht notwendig, dass du im entspannten Zustand tatsächlich die inneren Bilder vor deinem inneren Auge siehst. Das Gefühl davon, wie du z. B. auf einem bequemen Stuhl sitzt, genügt vollkommen, und du hast sicher deine eigene Art der Wahrnehmung. Bevor du meiner Einladung in deinen heilsamen Raum folgst, möchte ich dich bitten, dir einen bequemen und möglichst ruhigen Platz zu suchen, an dem du für ca. 15 Minuten ungestört verweilen kannst. Vielleicht möchtest du dich in eine Decke und ein Kissen kuscheln. Du kannst während dieser kleinen Reise liegen oder sitzen. Wenn du dazu neigst, während einer solchen Übung einzuschlafen, ist Sitzen eine gute Alternative. Falls du einschläfst, ist das auch in Ordnung, denn deine Seele weiß immer, was du gerade brauchst. Während du zuhörst oder die Anleitung liest, kannst du jederzeit deine Haltung verändern. Lasse deine Beine locker nebeneinander stehen oder liegen, und lege deine Hände bequem auf deinen Oberschenkeln oder neben dir ab. Finde einfach eine Position, in der du ruhig und sanft atmen kannst. Der Atem kommt und geht – einfach und sehr natürlich. Vielleicht ist dir danach, einmal tief durchzuatmen.

Falls du es noch nicht getan hast, schließe nun deine Augen. Ich lade dich ein, deinen heilsamen Raum zu besuchen. Stelle dir vor, wie du an einer schönen Tür stehst. Du spürst die Liebe, mit der sie gemacht wurde. Dies ist eine besondere Tür. Sie öffnet sich nur für dich, niemand sonst gelangt durch sie hindurch.

Sobald du es dir wünschst – und dazu reicht ein Gedanke –, öffnet sie sich. Öffne nun diese Tür mit deinem Wunsch, und betritt den Raum dahinter. Es ist ein freundlicher, heller Raum, der dich einlädt und großen Frieden ausstrahlt. Schließe mit einem Gedanken die Tür hinter dir, nun kannst du ganz in Ruhe in deinem heilsamen Raum sein.

Fühle tief in dich hinein, und gehe ein bisschen hin und her. Was kannst du alles wahrnehmen? Dein Raum hat eine für dich sehr angenehme Stimmung, er ist genau richtig temperiert, und ein zarter Duft, den du sehr magst, liegt in der Luft.

Eine Sitzgelegenheit fällt dir auf. Berühre die Oberfläche des Polsters, alles ist weich und sehr einladend. Lasse dich einfach hineinsinken. Betrachte nun ganz locker deinen heilsamen Raum. Blicke dich um, und nimm die Einrichtungsgegenstände wahr. Es sind alles Dinge, die dir guttun. Schöne Formen und Farben – alles hat eine wunderbare und beruhigende Ausstrahlung. Vielleicht hörst du auch eine sanfte Musik oder leises Vogelgezwitscher.

Auch deine persönlichen Gegenstände sind hier – die, die etwas mit deiner Geschichte zu tun haben und mit schönen Erinnerungen verknüpft sind. Was auch immer es ist, betrachte es mit Liebe, und fühle, wie gut dir die Erinnerungen tun. Alles in diesem Raum erfüllt einen einzigen Zweck: Du darfst dich ausruhen und erholen. Immer, wenn du hier bist, kannst du diesen Zauber für dich nutzen.

Fühle, wie all die Spannung in deinem Körper sich löst – es ist jetzt einfach Zeit für Ruhe. Deine Schultern sinken ein bisschen tiefer, und dein Bauchraum entspannt sich ganz von selbst. Jeder Atemzug folgt auf den anderen, alles ist leicht und einfach. Der Raum überträgt seine Ruhe auf dich. Du sitzt hier und kannst einfach nur sein, ganz leicht. Genieße die Ruhe und Leichtigkeit noch eine Weile. Von nun an hast du diesen Platz immer bei dir. Ein Gedanke, und die Türen öffnen sich. Jederzeit und an jedem Ort der Welt steht dir dein heilsamer Raum nun zur Verfügung.

Verweile noch etwas, und dann komme mit einem tiefen Atemzug durch die schöne Tür zurück an deinen Ausgangsort. Recke und strecke dich genüsslich, und lade deinen Körper ein, wieder aktiv zu werden. Atme noch einmal tief durch, und sei wieder ganz bereit für dein Leben.

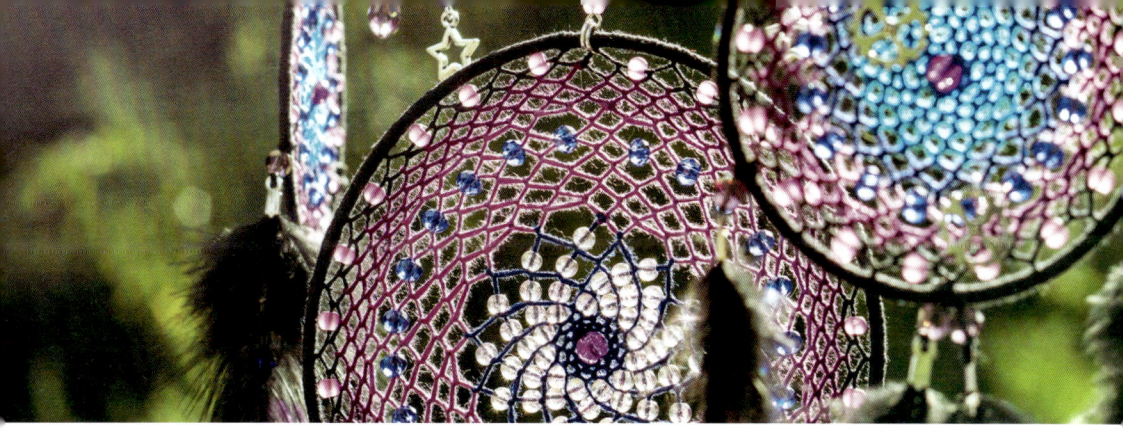

Hole dir
deine Seele zurück

Wenn Menschen unter großem Stress stehen, verlieren sie sich manchmal selbst in den Ereignissen – nicht nur im übertragenen Sinn, sondern auch tatsächlich. Es gibt in der modernen Psychologie den Begriff »Dissoziation«. Ist diese Dissoziation sehr tief gehend, wird das in traditionellen Heilweisen als »Verlust der Seele« oder »Verlust von Seelenanteilen« bezeichnet. Eine Dissoziation hilft den Menschen, bedrohliche Lebenssituationen zu überstehen. Alltägliche Dissoziation kennen wir alle, wenn wir besonders tief in eine Aufgabe versunken sind und nicht hören, was um uns herum vor sich geht. Das ist vielleicht für das Umfeld manchmal ärgerlich, wenn wir z. B. den Ruf zum Essen nicht wahrnehmen, ansonsten aber ein Vorgang, der zu unserem Menschsein gehört.

Wenn ein Mensch schnell reagieren muss, weil z. B. das Leben eines Unfallopfers davon abhängt, hört man oft die Aussage: »Ich weiß nicht, wie ich das gemacht habe. Ich habe ganz automatisch reagiert.« Hieran wird klar, dass es auch einen sehr nützlichen Aspekt von Dissoziation gibt. Alles, was wir über unsere Fähigkeiten zu wissen glaubten, spielt in solch einem Krisenmoment keine Rolle mehr. Sind aber Seelenanteile noch immer verschollen, obwohl die zugrunde liegende Erfahrung schon eine Zeit her ist, solltest du dich darum kümmern. Ängste und Gefühle von Nicht-ganz-Sein, Unwohlsein, Konzentrationsprobleme, Beziehungsthemen und vieles mehr können solch einen Hintergrund haben. Eine schlechte Nachricht kann uns z. B. aus unserer Mitte reißen und nachhaltig unser ganzes System stören, es fehlt dann einfach etwas. Oder du hast oft das Gefühl, neben dir zu stehen? Dann spüre dem Ganzen nach. Seit wann ist das so, und wo stehst du? Es lohnt sich sehr, diese Dinge zu bereinigen, egal, wie lange sie zurückliegen. Damit dein Körper ganz gesund sein kann, ist es gut, wenn du ihn auch spüren kannst, und das funktioniert am besten, wenn du mit allen Anteilen deiner Seele zu Hause bist.

Momente der Stille unterstützen dich dabei, dich selbst besser zu spüren. Ich nenne das »Zu-Hause-Sein«. Eine Gedankenpause, in der du bewusst alles beiseitelegst, was mit deinem Thema zu tun hat, hilft da sehr. Ähnlich wie für deine Ernährung empfehle ich dir ganz bewusste Auszeiten im Denken. Wenn dir das schwerfällt, sind körperliche Übungen wie Qigong, Yoga oder Tanzen eine sehr gute Hilfe. Du musst dich konzentrieren, um die Abfolge einzuhalten, und gibst damit deinem Denken genug Arbeit, damit die Sorgen und das Grübeln eine Pause machen. Einfach und höchst wirksam.

Wenn du eine Tumorerkrankung überstanden hast oder andere belastende Einschnitte dein Leben beeinflusst haben, lohnt es sich immer, wenn du dir deine Seelenanteile wieder zurückholst. Dazu musst du keine stundenlangen tiefenpsychologischen Sitzungen absolvieren. Es kann sich schon viel lösen, wenn du dich für diesen Schritt bereit machst. Wenn du dich in deinem heilsamen Raum aufhältst, kannst du verloren gegangene Aspekte deines Selbst einladen, wieder zu dir zurückzukommen. Das funktioniert meiner Erfahrung nach immer dann gut, wenn du den Moment genau kennst, an dem du dich selbst nicht mehr gespürt hast, von der Rolle warst oder du den Boden unter den Füßen verloren hast. Bitte den Teil von dir, der immer noch in dieser Situation steckt, darum, dass er wieder zu dir kommt. Erkläre ihm, dass diese Situation vorbei ist und du gern wieder eins, ganz und heil sein willst. Vielleicht müssen auch ein paar Tränen fließen. Egal, was passiert, sei milde mit dir und deinem verlorenen Seelenteil – ihr habt zusammen schon so viel geschafft.

Diese Form von Aufarbeitung lohnt sich deshalb, weil wir nur dann unser ganzes Potenzial entfalten können, wenn wir komplett sind. Wenn wir uns in all unseren Facetten spüren und so annehmen können, wie wir sind. Sind Anteile von uns abgetrennt, können wir weder ihre Bedürfnisse spüren noch ihre Fähigkeiten einsetzen. Und es können weitere Verletzungen entstehen, denn durch das Fehlen eines Blickwinkels kommt es zu Fehleinschätzungen. Das Leben läuft nicht mehr so rund wie vor der Krise, und dabei ist es möglich, alles wieder erblühen zu lassen.

Dabei helfen auch Zeiten der Achtsamkeit. Wenn du bei allem, was du tust, gegenwärtig bist und dich auf jeden einzelnen Schritt konzentrierst, kannst du deine Seele wunderbar entlasten. Dein Denken beruhigt sich, und für sorgenvolle Gedanken ist kein Platz mehr. Hast du den Eindruck, es fehlt ein Aspekt von dir? Oder fühlst du dich irgendwie nicht rund? Dann könnte die nächste Übung für dich hilfreich sein. Falls dein Thema tiefer geht, hole dir Hilfe. Vieles kannst du selbst klären, aber auch ich habe Unterstützung bei Themen, an die ich nicht so ohne Weiteres herankomme. Es kann so viel leichter werden, wenn du diesen Schritt machst. Tiefe Formen von Dissoziation mit klinischer Pathologie brauchen immer Begleitung, wenn wir sie auflösen möchten. Solche Dinge passieren, wenn Menschen sehr großen Belastungen ausgesetzt waren oder langfristig viel leiden mussten. Hier sind Trauma-Experten die richtigen Ansprechpartner. Es gibt mittlerweile auch in der Gesellschaft immer mehr Bereitschaft, diese Geschehnisse zu bearbeiten. Wenn du dir zu diesem Thema unsicher bist, rate ich immer zu einer Begleitung auf deinem Weg. Du musst nicht alles allein machen.

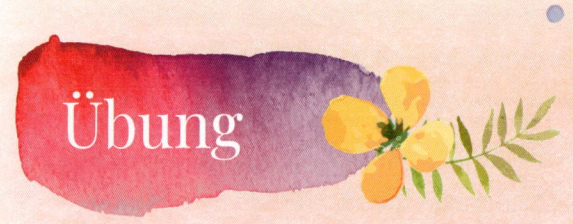

Lade deine Seelenanteile zu dir ein

Erinnere dich an deinen heilsamen Raum, und mache es dir bequem. Gleichgültig, ob du sitzt oder liegst, spüre deinem Körper nach. Fühlt er sich gut an? Du kannst jederzeit Veränderungen vornehmen. Wenn du möchtest, kannst du die Übung auch vorlesen und dich dabei aufnehmen, z. B. auf deinem Handy. Auf diese Weise fällt es dir leichter, später die innere Reise zu machen – du musst nur deiner Stimme folgen. Ich wünsche dir viel Freude.

Falls du es noch nicht getan hast, schließe nun deine Augen, und besuche deinen heilsamen Raum. Stelle dir vor, wie du wieder vor der schönen Tür stehst, und öffne sie mit einem Gedanken. Betritt den Raum dahinter. Es ist ein freundlicher, heller Raum, der dich einlädt und großen Frieden ausstrahlt. Du kennst ihn bereits von deinem letzten Besuch. Schließe mit einem Gedanken die Tür hinter dir.

Fühle tief in dich hinein, und gehe ein bisschen hin und her. Eine Sitzgelegenheit fällt dir auf. Berühre die Oberfläche des Polsters, alles ist weich und sehr einladend. Lasse dich einfach hineinsinken. Betrachte nun ganz locker deinen heilsamen Raum. Blicke dich um, und nimm die Einrichtungsgegenstände wahr.

Heute fällt dir eine Leinwand auf, und auch eine Fernbedienung liegt neben dir. Nimm sie in die Hand, und mit einem Klick wird die Leinwand strahlend weiß. Hinter dir steht ein Diaprojektor. Jedes Mal, wenn du auf die Fernbedienung drückst, kannst du neue Bilder sehen. Es sind Bilder aus deinem Leben – du siehst dich in ganz verschiedenen Situationen. Es gibt lustige, berührende und viele herzliche Momente. Du bleibst an einem Bild hängen. Es zeigt dich in einer Situation, die für dich sehr besonders war. Dir fällt auf, dass dieses Bild wie eine Doppelbelichtung aussieht. Du kannst erkennen, dass es dich auf diesem Bild zweimal gibt. Das zweite Abbild von dir ist etwas schwächer und wirkt irgendwie unsicher. Die Leinwand und die Fernbedienung sind etwas Besonderes. Du kannst mit ihnen auch Bilder verändern und schöner machen. Dafür musst du nur mit den Inhalten, die sich dir zeigen, in Kontakt treten.

Das geht ganz einfach: Ein Gedanke genügt, und du kannst dein zweites Ich auf dem Bild fragen, was nötig ist, damit es sich wieder mit dem ursprünglichen Bild verbinden kann. Die Antworten können ganz unterschiedlich ausfallen, z. B. »gesehen werden«, »anerkennen, was war«, »eine Träne vergießen«, »die Kontrolle aufgeben«, »in den Arm nehmen«, »loslassen« … Nimm dir die Zeit, und mache in Gedanken, worum dein zweites Ich dich bittet. Sobald es so weit ist, verbinden sich beide Bilder wieder zu einem. Du kannst sehen, wie das Ursprungsbild an Farbe, Kraft und Klarheit gewinnt. Erfahrung, Weisheit und Milde strahlen zu dir zurück. Erkenne, wie viel du gerade gelernt hast und welche Stärke du für dich entwickeln konntest.

Es kann sein, dass im ersten Schritt nicht das ganze Doppelbild verschwindet – auch das ist in Ordnung. Gib dem Bild und dir Zeit, und mache weiter, wenn es sich für dich gut anfühlt. Manchmal brauchen Seelenanteile nur eine Einladung, damit sie wieder zurück in das Originalbild treten. Dann reicht das vollkommen, und du musst nichts weiter tun, als diese Einladung auszusprechen. Die Leinwand steht immer in deinem heilsamen Raum, und du kannst dich jederzeit mit deinen inneren Bildern beschäftigen.

Verweile noch etwas, verlasse dann deinen heilsamen Raum durch die schöne Tür, und komme mit einem tiefen Atemzug zurück an deinen Ausgangsort. Recke und strecke dich genüsslich, und lade deinen Körper ein, wieder aktiv zu werden. Atme noch einmal tief durch, und sei wieder ganz bereit für dein Leben.

Wenn du möchtest, notiere deine Eindrücke. Je spielerischer du mit dieser Übung umgehst, desto mehr Freude hast du dabei. Manchmal tauchen Bilder auf, die du schon ganz vergessen hattest und die doch für dein Leben wichtig sind. Nimm diese Dinge auf, und lasse dein Bewusstsein alles im richtigen Rhythmus und Tempo regeln. Mir macht es nach solchen Übungen immer Freude, ein bisschen zu tanzen. Lade deinen Seelenanteil einfach dazu ein, es festigt eure Verbindung und bringt euch wieder in die Freude. Laute oder leise Musik, ganz wie es dir – euch – gefällt.

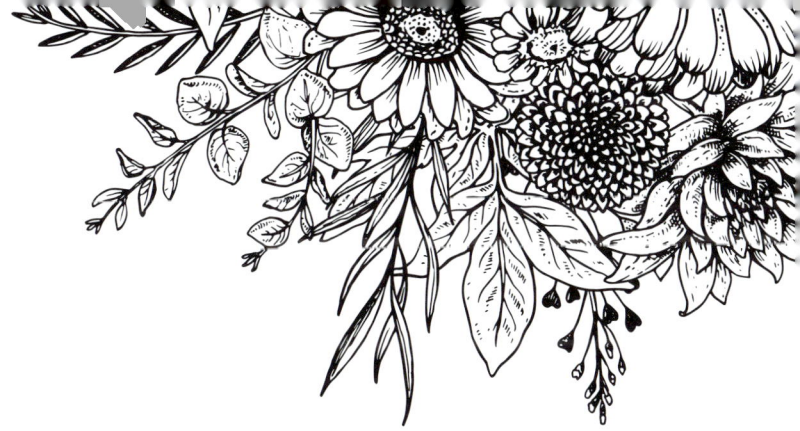

Von Zaubertüchern
und Superhelden

Magst du einen besonderen Superhelden oder lieber einen sanften Engel? Welche Heldin oder welcher Held war der Star in deiner Kindheit? Ich mochte Ritter und Prinzessinnen, aber ich war immer vollkommen fassungslos, wenn niemand bemerkte, wie auch der »böse« Gegenpart seine Rolle perfekt ausfüllte. Wie lange es doch dauerte, irgendwann wendete sich alles zum Guten, und die Helden ritten glücklich davon. Ich bin als Kind ganz in diese Welt eingetaucht, war mitten im Geschehen und konnte mir manche Szenen nicht ansehen. Nicht weil sie so grausam waren, sondern weil ich Ungerechtigkeit und Niedertracht nicht ertragen konnte. Dieser Teil der Geschichte ging mir viel zu nah, erst wenn alle glücklich waren, war ich es auch.

Heute weiß ich, wie sehr unsere Vorstellungskraft dazu beitragen kann, dass wir leichter durch Krisen gehen und schneller wieder gesund werden. Dafür dürfen wir uns auch Hilfe holen. Vielleicht gehörst du ja zu den Menschen, die einen Engel an ihrer Seite haben. Das Wort »Imagination«, also Einbildungskraft, bringt den Gehalt dieser Bilder sehr schön auf den Punkt – ein Bild, das Kraft hat. Deine Vorstellungskraft ist ein mächtiges Werkzeug auf deinem Weg in die Gesundheit. Vielleicht erschließt sich dir schon, worauf ich hinauswill. Das Wissen um die Kraft der Vorstellung kennen Menschen schon seit langer Zeit, und auch das Sprichwort »Der Glaube versetzt Berge« ist dir sicher bekannt. Im Bereich der Onkologie beschäftigte sich Oscar Carl Simonton auf wissenschaftlicher Basis mit der Wirkung von inneren Bildern auf schwerkranke Menschen und zählte damit im schulmedizinischen Bereich wohl zu den Pionieren. Er wendete dieses Konzept in der Arbeit mit Gruppen erkrankter Personen an.

Das, was die Schulmedizin im letzten Drittel des 20. Jahrhunderts für sich entdeckt hat, ist in fast jeder spirituellen Gemeinschaft längst bekannt. Das Gebet an eine höhere Macht, die bestimmte Aufgaben für uns erledigt und übernimmt, ist für viele Hilfesuchende eine große Unterstützung, wenn es um den Wunsch nach Gesundheit und Heilung geht. Auch in der Psychologie werden Hypnose und Trancereisen zur Entspannung und Verbesserung des mentalen Zustands eingesetzt. Alternative traditionelle Heilweisen, wie z. B. der Schamanismus, arbeiten mit der Vorstellung einer Verbindung zu Krafttieren und Spirits.

Krafttiere können dich mit ihren sehr individuellen Fähigkeiten unterstützen. Sie vermitteln Stärke wie ein Bär, folgen ihren eigenen Wegen wie eine Katze oder sind sanft wie ein Reh. Krafttiere begleiten dich, geben dir Kraft und schenken dir neue Einsichten. Ein Krafttier kann dich sehr lange begleiten oder für eine spezielle Situation kurzfristig an deiner Seite sein. Manchmal erscheint dir ein Krafttier im Traum oder auf einem Spaziergang. Auf traditionelle schamanische Weise wird es in sehr tiefen und berührenden Ritualen gerufen – ein Ereignis, das sich in das menschliche Bewusstsein einbrennt.

Spirits sind die geistigen Führer und Begleiter eines Schamanen. Viele Menschen kennen dies sehr gut – als imaginäre Gesprächspartner tauschen sich besonders Kinder mit ihrem Begleiter aus. Auch du kannst wieder Kontakt mit deinem Spirit aufnehmen, denn diese Art der Kommunikation mit der schamanischen Welt ist so alt wie die Menschheit selbst. Ich liebe meine Begleiter sehr, sie haben einen besonderen Sinn für Humor, können mich zur Ordnung rufen und streicheln auch über meinen Kopf, wenn ich Trost brauche. Vor allem aber kennen sie Lösungen, die mir in meinem Alltagsbewusstsein nicht in den Sinn kommen, und sind immer an meiner Seite.

Wenn du beschließt, mithilfe deiner Imagination mehr Wohlbefinden zu erreichen und so deine Lebensgeister wachzurufen, sollte die Methode zu dir passen. Bist du ein eher spiritueller Mensch, der mit seinem Schutzengel groß geworden ist? Fühlst du dich damit wohl? Dann ist es relativ einfach, diese positive Verbindung wieder zu aktivieren. Mit deinen Engeln an deiner Seite werden Gefühle wie Einsamkeit, Verzweiflung oder Ängste milder, und du wirst spüren, dass du niemals allein bist oder warst.

Bist du eher offen für Neues, weil deine Verbindung zur westlichen Spiritualität noch nie besonders tief war oder von negativen Erlebnissen geprägt ist? Dann nimm dir die Freiheit, und nutze Alternativen. Die Beschäftigung mit verschiedenen Glaubensrichtungen und Weisheiten an sich kann schon sehr heilsam und berührend sein und führt nicht selten zurück zum Ursprung. Jetzt ist vielleicht der perfekte Zeitpunkt, mit geistiger Arbeit zu beginnen. Nicht, um mit dem Leben abzuschließen, sondern, um neu zu beginnen.

Bist du ein Mensch, den der ganze »Esoterikquatsch« einfach nur nervt? Das kann ich gerade in einer Krisensituation gut nachvollziehen, und das ist dein gutes Recht. Was aber kann dir dabei helfen, deiner Seele und deinem Verstand trotzdem etwas Gutes zu tun? Vielleicht ja ein Superheld oder eine Superheldin, denn sie sind spirituell unverdächtig! Sie sind einfach auf der Seite der Schwachen und Gefährdeten. Sie können für dich die richtige Hilfe sein, indem sie ihre Superhelden-Fähigkeiten für dich einsetzen, z. B. Tumorzellen einsammeln und in einen gesicherten Bereich bringen. Stelle dir einfach vor, wie sie als winzig kleine Version von sich durch deinen Körper flitzen und alles einsammeln, was da nicht hingehört. Mit einem riesigen Netz auf dem Rücken durchforsten sie deine Zellen und sind ganz glücklich, wenn ihre Sammlung immer größer wird. Ihnen entgeht nichts, denn sie haben ja auch Superhelden-Augen.

Vielleicht stellst du dir lieber vor, wie eine Horde Fresszellen durch deinen Körper wandert und sich an entzündeten Zellen satt frisst, damit diese keinen Schaden mehr anrichten können, oder du bittest ein Kraft-tier um Unterstützung dabei oder bist mit deinem Schutzengel eins. All das ist so individuell wie du und deine Therapie.

Dein Immunsystem kann mit diesen Hilfen wunderbar umgehen und erfährt auf außergewöhnliche Weise eine große Stärkung. Dein Unter-bewusstsein und dein Überbewusstsein sind mit diesen Methoden auf jeden Fall auf deiner Seite. Wenn du schon Erfahrung mit Meditation oder mit der Arbeit mit inneren Bildern hast, kannst du diese einfach er-weitern. Taste dich an das heran, was sich für dich gut anfühlt, und bitte vielleicht auch deine Meditationsgruppe oder deine Kirchengemeinde darum, dich zu unterstützen. Ich weiß, meine Vorschläge liegen auf den ersten Blick weit auseinander. Aber solange dich die Meditationen und inneren Bilder stärken und dir Freude bereiten sowie frei von jeglicher Manipulation sind, können sie die Hilfe sein, die du unbedingt brauchst.

Traue dich ruhig, und probiere Verschiedenes aus, bis du das findest, was dir gefällt und guttut. Besuche Seminare, oder lies Bücher, die dir vielleicht auch ungewöhnliche Wege anbieten. Denke aber immer daran: Du bist niemandem verpflichtet!

Ein Zaubertuch ist auch eine schöne Hilfe, mit der du stark durch eine heikle Situation gehen kannst. In der folgenden Übung kannst du das einmal ausprobieren. Dein Unterbewusstsein ist viel stärker, als du viel-leicht glaubst. Immer, wenn du träumst, wirst du daran erinnert, was es alles speichern kann und welche Bilder es dann für dich bereithält. Wes-halb solltest du das nicht gezielt für deine Gesundheitspflege nutzen?

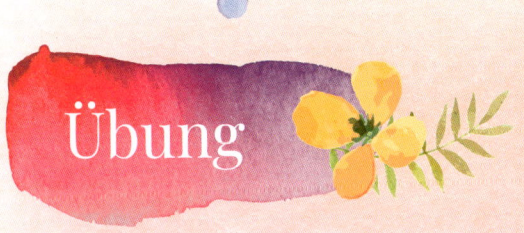

Dein Zaubertuch

Erinnere dich an deinen heilsamen Raum, und mache es dir bequem. Gleichgültig, ob du sitzt oder liegst, spüre deinem Körper nach. Fühlt er sich gut an? Du kannst jederzeit Veränderungen vornehmen. Wenn du möchtest, kannst du die Übung auch vorlesen und dich dabei aufnehmen, z. B. auf deinem Handy. Auf diese Weise fällt es dir leichter, später die innere Reise zu machen – du musst nur deiner Stimme folgen. Ich wünsche dir viel Freude.

Falls du es noch nicht getan hast, schließe nun deine Augen, und besuche deinen heilsamen Raum. Stelle dir vor, wie du wieder vor der schönen Tür stehst, und öffne sie mit einem Gedanken. Betritt den Raum dahinter. Es ist ein freundlicher, heller Raum, der dich einlädt und großen Frieden ausstrahlt. Spürst du deine stabile Verbindung zur Erde und deine federleichte und doch starke Verbundenheit zum Himmel? Du kennst den Raum bereits von deinem letzten Besuch. Schließe mit einem Gedanken die Tür hinter dir.

Fühle tief in dich hinein, und gehe ein bisschen hin und her. Eine Sitzgelegenheit fällt dir auf. Berühre die Oberfläche des Polsters, alles ist weich und sehr einladend. Lasse dich einfach hineinsinken. Betrachte nun ganz locker deinen heilsamen Raum. Blicke dich um, und nimm die Einrichtungsgegenstände wahr.

Dir fällt ein kleiner Schrank auf. Er ist leicht geöffnet, und das macht dich neugierig. Gehe näher an ihn heran, und betrachte ihn genauer. Woher kommt er wohl? Während du so darüber nachdenkst, merkst du,

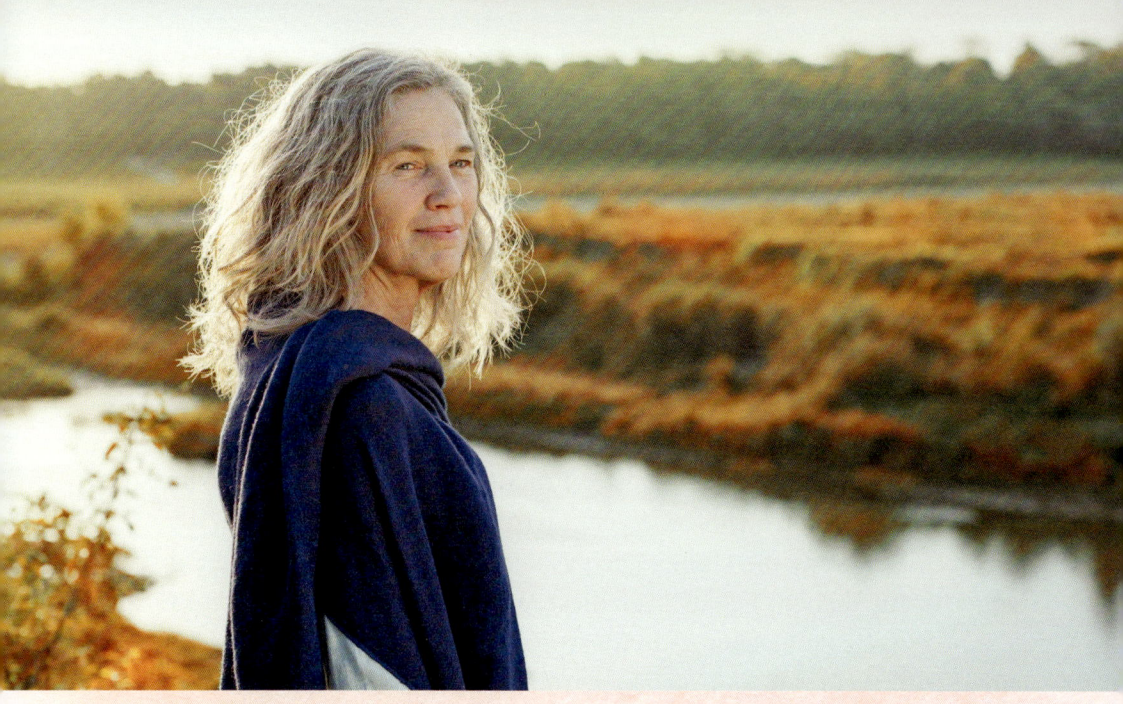

dass etwas Zartes, Schimmerndes aus dem Schränkchen herausschaut. Strecke deine Hand aus, und fühle mit deinen Fingern, was das ist. Es ist zart und weich und fühlt sich gut an. Das Schränkchen hat ganz zauberhafte Ornamente – sie fallen dir erst jetzt auf. Es hat eine ganz eigene Schönheit wie aus einem Märchenschloss.

Du wirst neugierig und möchtest mehr wissen. Ziehe an dem schimmernden Gegenstand. Plötzlich hältst du ein unglaublich schönes Tuch in der Hand. Du fühlst eine wohltuende Energie, die von dem Tuch ausgeht. Es liegt nun ganz weich in deinen Händen und gehört dir.

Zu deinem Tuch gibt es eine Geschichte: Es ist ein Zaubertuch. Eine weise Frau hat es in diesen Schrank gelegt, damit du es findest. Es ist mit guten Wünschen und viel Kraft gesegnet und hat schon vielen Menschen geholfen. Jeder, der dieses Tuch umlegt, wird von Liebe erfüllt, und alles wird viel einfacher. Das Tuch wärmt deinen Körper, deinen Geist und deine Seele und gibt dir dein Vertrauen ins Leben zurück.

Du findest zu guten Lösungen, und die Dinge werden Stück für Stück leichter.

Das Tuch ist nun deins.

Du kannst es jederzeit nutzen – ein Gedanke daran reicht, ganz gleich, welche Aufgaben zu tun sind oder was dir im Leben passiert. Nimm nun noch ein Weilchen mit deinem Tuch Platz, und genieße das Wohlgefühl. Du kannst jederzeit in deinen heilsamen Raum zurückkehren und dir eine kurze oder längere Auszeit darin gönnen – auch dein Tuch ist immer da.

Verlasse nun deinen heilsamen Raum durch die schöne Tür, und komme mit einem tiefen Atemzug zurück an deinen Ausgangsort. Recke und strecke dich genüsslich, und lade deinen Körper ein, wieder aktiv zu werden. Atme noch einmal tief durch, und sei wieder ganz bereit für dein Leben.

Wenn du möchtest, notiere deine Eindrücke. Das Zaubertuch ist eine große Unterstützung. Mit ihm kannst du dich immer wieder auf deine Hilfen im Leben besinnen. Eine schöne Sache ist es, wenn du dir auch im realen Leben ein besonderes als Begleiter aussuchst. Lege es dir bei schwierigen Terminen oder anderen Anforderungen um deine Schultern – so hast du immer dein stärkendes Zaubertuch dabei.

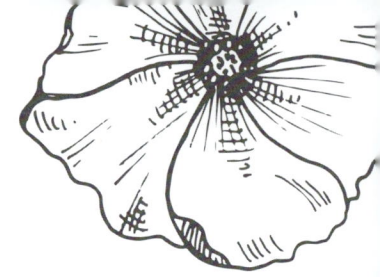

Zuflucht
ist der beste Platz

Irgendwann vor zwanzig Jahren kam ich mit dem Ausdruck »Zuflucht« in Berührung. Im Rahmen eines Vortrags von Lama Ole Nydahl hatte ich Glück, von ihm gesegnet zu werden – eine sehr leise und doch tief wirksame Angelegenheit. Es war zu Beginn meiner spirituellen Reise. Die Zeit, in der ich langsam, aber sicher begriff, dass es meine Wahl war, hier zu sein – hier auf diesem reichlich schrägen Planeten, der mir so lange Zeit unglaubliche Angst bereitet hatte.

In den zehn Tagen nach meiner Diagnose habe ich mich sehr bewusst an diesen Abend erinnert. Heiß war es und ziemlich voll. Lauter höchst erleuchtete Menschen um mich herum, und ich Landei mittendrin. Wie ein Würfel unter lauter Eiern. Trotzdem zog es mich zu diesem Mann in Khakihosen, denn er war echt. Das war ein magischer Moment für mich. Ich kann mich noch daran erinnern, dass mir mein Herz bis zum Hals schlug. Ich als junge Frau hatte das Gefühl, er schaue mir mitten ins Herz, vielleicht sogar in mein Gehirn. Ob er das, was er dort sehen würde, gut fände? Heute muss ich über diese Frage aus vollem Herzen lachen. Gleichzeitig bewundere ich diese junge Frau, die sich ihren massiven Ängsten trotzend in die Reihe stellte. Gefasst darauf, vom Blitz getroffen zu werden, gleichzeitig überrascht von den gütigen Augen der Herzlichkeit, die sie anschauten. Eine Zuflucht, einen Traum, sollte es das geben?

Damals war der Gedanke an eine Zuflucht, die man in der Not einfach aufsuchen kann, noch sehr vage. Mehr ein Ort hinter einem dicken Zaun, wo die Unbilden des Lebens außen vor bleiben. Hinter dem sich alle Ängste, nicht gut genug zu sein, und alle Sorgen, entdeckt zu werden, verbergen können. Heute ist diese Zuflucht für mich ein Raum, der noch viel stärker ist. Unglaublich sicher fühle ich mich hier und getragen. Gleichzeitig gibt es Menschen um mich herum, die mir ebenfalls eine Zuflucht sind. Sie nehmen mich so an, wie ich bin. Hier kann ich auch einmal Tränen fließen lassen und im nächsten Moment schallend lachen. Alles ist möglich.

Deine persönliche Zuflucht

Wo findest du Zuflucht, wenn dir alles zu viel wird? Zuflucht finden kann heißen, nach einer anstrengenden und kräftezehrenden Zeit einen kleinen Urlaub anzutreten – das kann eine Fahrt ins Blaue sein, eine Woche im geliebten Ferienhaus, auch ein Besuch bei einem Freund. Eine Zeit der Erholung, damit Körper, Geist und Seele wieder Kraft schöpfen. Gerade in Krisenzeiten ist der Wunsch nach einer kleinen Auszeit besonders groß. Vielleicht geht es dir da gerade nicht anders. Nimm dir die Zeit, selbst, wenn es nur eine Stunde auf dem Balkon ist. Betrachte das Leben um dich herum, und sauge es auf – in all seiner Herrlichkeit. Die Stunden, die dir dein Leben bietet, sind voller Geschichten und wunderbarer Erlebnisse. Der warme Wind auf der Haut, der dich sanft berührt, wenn du an einem Frühlingstag das erste Mal die Balkontür weit öffnest. Vogelgezwitscher in den Bäumen. Ein Kinderlachen auf dem Weg zum Arzt. Sie kannst du jederzeit abrufen. Sie sind deine Zuflucht in schwierigen Zeiten.

Manchmal ist eine längere Entspannungsauszeit nicht drin, sei es, weil Behandlungstermine anstehen, deine Gesundheit nicht so stabil ist, Beruf und Familie auf dich warten oder das Geld zu knapp ist. Und selbst Reisen, die Freude machen, erfordern deine Kraft. Was kannst du dann machen, um zur Ruhe zu kommen? Kleine Auszeiten gehen fast immer: ein Nachmittag in der Stadt, ein paar Stunden mit einem schönen Buch auf dem Sofa, eine leckere Tasse Tee und entspannte Musik – so kann eine Zuflucht aussehen.

Der Begriff »Zuflucht« beinhaltet aber noch mehr. Zuflucht bietet dir Sicherheit in deinem Sein, du kannst sein, wer du bist. Hier zählst du nur als Mensch. Nichts, was jemals passiert ist, was dein Leben gerade schwer macht, spielt eine Rolle. Der sichere Ort ist vollkommen unabhängig von äußeren Gegebenheiten. Mir hilft es sehr, wenn ich mir für meine Zuflucht Hilfe hole, z. B. eine schöne Massage, eine kleine Meditation, ein tiefes Gespräch mit einem lieben Menschen oder schreiben. Freunde und Familie können ein sehr großer Schutzraum sein. Mitunter sind sie – auch durch ihre eigene Überforderung – es aber auch gerade nicht. Da helfen nur Akzeptanz und der Mut, eigene Schutzzonen zu kreieren.

Welche Orte der Zuflucht kennst du? Es kann eine leise oder laute Zuflucht sein. Ich gehe gern in eine kleine Meditation, und wenn es nur zwei Minuten bewusstes Atmen sind. Wenn ich ein tolles Lied höre, tanze ich so mit, wie es mir gerade gefällt – auch das ist eine Zuflucht.

Die Akzeptanz all dessen, was ist, ist an sich bereits eine Zuflucht.

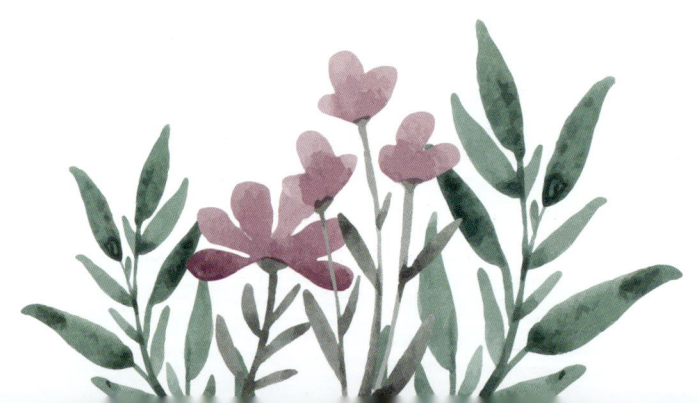

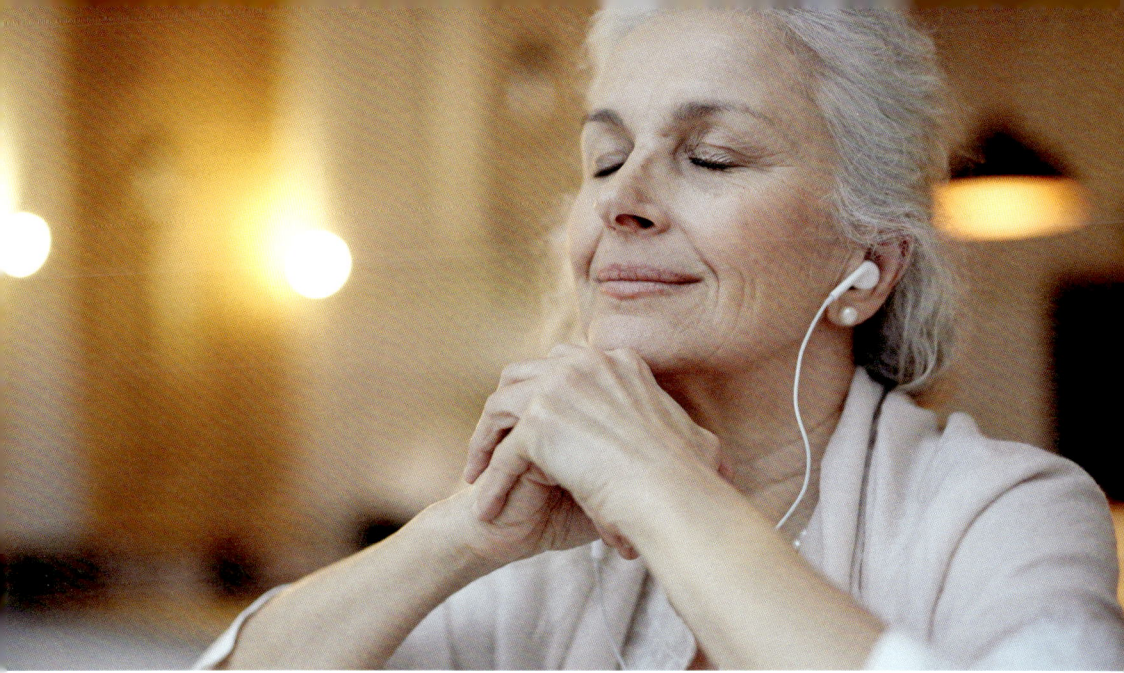

Ein paar Vorschläge sollen dir als Inspiration dienen:

- ❀ Verbringe einen Nachmittag nur mit deiner Lieblingsmusik.
- ❀ Tue einen Tag lang bewusst gar nichts.
- ❀ Schalte für ein paar Stunden dein Telefon und deinen Computer aus.
- ❀ Gehe im Wald spazieren oder in den Park.
- ❀ Entwickle deine Spiritualität.
- ❀ Mache eine lange Wohlfühlmeditation.

Zuflucht zu nehmen, heißt nicht nur, die eigenen Denkstrukturen zu verlassen, sondern auch, Abstand zu nehmen von vorgefertigten Meinungen. Bei einer Krebsdiagnose gibt es wie bei jeder gesundheitlichen Krise auch viele fertige Ansichten, Bilder und Geschichten, die wie ein zu großer Mantel über dich gestülpt werden. Dieser Mantel ist oft auch noch ganz schön schäbig und alt. Sobald du den Mantel bewusst an der Tür zu deiner Zuflucht ablegst, wirst du dich sofort leichter fühlen.

Spiritualität kann eine große Zuflucht sein, wenn sie für dich stimmig und liebevoll ist. Wenn du einen spirituellen Zugang hast, der von heilsamer Liebe und Achtsamkeit geprägt ist, ist diese Zuflucht etwas Großartiges. Du bist dann vollkommen so angenommen, wie du bist. Nichts ist oder war jemals falsch an dir. An diesem Ort deiner Seele kannst du offen sein – denken, fühlen und sagen, wie es dir wirklich geht. Sobald jemand versucht, dir zu erklären, er wüsste besser, wie du tickst, als du selbst, ist es Zeit, zu gehen. Denn ein Glaube, der dir Zuflucht bietet, macht dich niemals klein. Die Liebe hat das nicht nötig.

Im Folgenden findest du hilfreiche Fragen zum Thema »Zuflucht«:

❀ WAS TUT DEINEM KÖRPER JETZT GUT?
Welche Bewegung ist jetzt geeignet? Möchtest du dich gern genüsslich strecken? Wäre ein warmes Bad das Richtige?

❀ DEINE SEELE SAGT: HEUTE MÖCHTE ICH …
Welcher Gedanke ist dir heute schon durch den Kopf gegangen – wie ein Echo aus einem anderen Raum? »Ich brauche eine Pause!« »Ich möchte den Tag im Garten verbringen!« …

❀ WELCHEN GEDANKEN LÄSST DU HEUTE VOR DER TÜR?
Du kannst jederzeit beschließen, einen Gedanken vor die Tür zu setzen, es ist ja deiner!

❀ WAS WÜRDE DEINE VERTRAUTE PERSON SAGEN?
Gibt es eine Person, deren Weisheit du besonders vertraust? Was rät sie dir, wenn es darum geht, eine Zuflucht zu finden?

❀ DAS WAR SO SCHÖN!
Du kennst eine Zuflucht, denn du hattest sie schon einmal, eine Erinnerung voller Liebe und Zuwendung. Absolut sicher, und auch in Gedanken ist sie einfach schön!

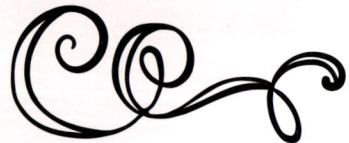

Selbstliebe –
dein Inneres Kind braucht dich

Meine unverwundbare Seele lässt mich niemals allein!

Selbstliebe, was ist das? Der Kern unserer Seele ist unverwundbar – auch, wenn das Leben uns fordert und es den Anschein hat, als würde alles verloren gehen. Dieser Kern unseres Seins ist unantastbar, und wenn wir die Tür zu ihm nur einen Spalt öffnen, fließt die Weisheit unserer Seele ganz selbstverständlich wieder in unser Bewusstsein. Ist es da nicht unglaublich, dass wir uns selbst oft nicht mehr lieben, wo doch unsere Seele immer perfekt ist?

Wie sehr vertraust du dir und deinen Fähigkeiten? Darf man das, oder ist das schon überheblich? Sich selbst genug sein, die Liebe zu sich selbst spüren und niemand anderen dafür verantwortlich machen, ob es einem gut geht oder nicht – so ist Selbstliebe für mich gemeint. Dazu gehört auch, Verantwortung zu übernehmen und respektvoll mit sich und seinem Körper-Geist-Seele-System umzugehen.

Diese Selbstliebe war für mich nicht immer selbstverständlich. Es gab immer etwas zu meckern: Ich war zu klein, zu dick, zu langsam, nicht klug genug, hatte die falsche Ausgangsbasis … Kennst du das auch? Mein Bewusstseinswandel hat bereits 1990 begonnen – doch 2014 war sie dann plötzlich da, die große Liebe zu mir selbst. Die Wertschätzung dessen, was mein Körper, meine Seele und mein Verstand meistern können. Eine große Heiterkeit ist seither meine Grundstimmung. Manchmal geht sie mir für einen kurzen Augenblick verloren, aber eben nur manchmal und dann kurz. Selbstliebe und das Bewusstsein für das Meisterwerk Mensch bestimmen für einen Großteil der Zeit mein Jetzt.

Das Wunderbare daran: Du bist ebenso ein meisterliches Kunstwerk! Es mag sein, dass du jetzt lachst und denkst: Na prima, und wieso fühle ich mich dann gar nicht meisterlich? Lieber Leser und liebe Leserin, ich fühle mit dir. Ich habe mich eine lange Zeit in meinem Leben nicht gut gefühlt, weil ich mich so gern verglichen habe. Diese Frau hat studiert, die andere hatte eine sehr behütete Kindheit, die nächste ist einfach groß und schlank und was weiß ich nicht noch alles. Vergleiche dich nicht, du musst dich nicht mit anderen messen. Der meiste Kummer im Leben entsteht, weil wir Angst haben. Wo haderst du? Ist es für dich einfach, dich zu lieben? Es geht hier nicht um das, was du hast oder bist, sondern um dich in deiner reinen Essenz, nackt und ohne Schnickschnack.

Liebst du dich?

Es gibt viele Gründe, warum diese Frage manchmal nicht so klar zu beantworten ist oder weshalb es dir schwerfällt, bedingungslos Ja zu sagen. Ja zu deinem Körper, zu deinem Verstand und zu deiner Seele. Von Zeit zu Zeit braucht es einen Blick von außen, um die Ursachen davon zu klären. Wenn das nicht möglich ist, gibt es eine Reihe von Werkzeugen, die dir dabei helfen können, z. B. dein Herzlicht, eine Form von Atemmeditation. Das Schöne an dieser Übung ist: Du brauchst nichts von außen, damit du dich stärken und neue Lebensfreude tanken kannst. Es ist alles schon da. Du kannst die Meditation wieder vorlesen und auf deinem Handy aufnehmen, dann gelingt dir die Reise zu deinem Herzlicht noch einfacher. Es hilft dir sehr, wenn du einmal die Blickrichtung wechselst. Es ist so schön, wenn dein Herz sich mit Liebe füllt, dein volles, liebendes Herz kann viel sanftmütiger mit sich sein. Unsere Zellen brauchen diese Art von Zuwendung. Sie fallen sonst aus ihrer Ordnung. Sanftmut dir selbst gegenüber ist wie ein zartes Licht, das jeder Zelle hilft, sich täglich aufs Neue an ihre Aufgabe zu erinnern.

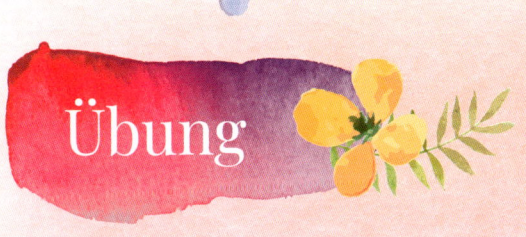

Übung

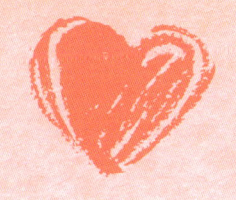

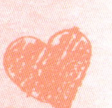

Dein Herzlicht

Ich lade dich zu ein paar Minuten Zeit für dich ein. Wie sitzt du? Ist alles bequem und gut? Mache es dir bequem, egal, ob du sitzt oder liegst, und spüre in deinen Körper hinein. Ist alles so, wie du es dir wünschst? Du kannst jederzeit deine Haltung korrigieren.

Folge nun mit deiner Aufmerksamkeit einfach deinem Atem. Er fließt ganz natürlich ein und aus. Mit jedem Atemzug sinkst du ein bisschen tiefer, und deine Gedanken ziehen wie Wolken an einem schönen Sommertag vorbei. Sie kommen und gehen – und es ist gut. Jedes Geräusch, das du wahrnimmst, verstärkt deine innere Ruhe. Spüre, wie sich dein Körper sanft im Atemrhythmus hebt und senkt. Du bemerkst eine weiche, wärmende Lichtquelle über dir. Dieses weiche Licht kann von der Sonne kommen, es lockert deinen Körper ganz sanft. Nimm wahr, wie du immer ruhiger wirst – immer ruhiger und gelassener. Das Licht erwärmt und lockert deinen ganzen Körper, es hüllt dich ein und bildet einen weichen Mantel aus Licht um dich herum. Du bist ganz sicher, behütet und beschützt.

Auch aus deinem Herzen strahlt nun ein feines und kräftiges Licht – dein eigenes Licht, dein Herzlicht. Es wärmt dich und wird größer und größer. Dein Herzlicht ist unerschöpflich – es ist direkt mit reiner Liebe verbunden. Es wird immer größer, je mehr du es erstrahlen lässt. Nun umschließt es dich ganz. Fühle dich vollkommen wohl in deinem eigenen Licht – versorgt mit wohliger Wärme. Du bist nun mit der Güte deines Herzens und der Liebe des Universums verbunden. Beides ist immer da und steht voller Energie jederzeit für dich bereit. Du spürst, wie groß diese Liebe ist – sie ist einfach und nimmt alles so an, wie es ist. Alles ist gut – dein Herzlicht strahlt immer heller, sanftmütig und liebevoll umschließt es dich.

Die Liebe und das Licht breiten sich in jede Zelle deines Körpers aus. Genieße die wohltuende heilsame Wirkung des Lichts, und spüre die wunderbare Wirkung auf deinen Körper. Wärme, Leichtigkeit und Ruhe breiten sich überall in dir aus.

Alles ist mit reiner Liebe erfüllt – jede Zelle deines Körpers. Zusammen mit dem Licht von außen ist dein Herzlicht einfach wunderbar. Gesunde Zellen werden gestärkt und können kraftvoll ihre Aufgaben erfüllen. Alle Zellen, für die es Zeit ist, zu gehen, dürfen mithilfe des Lichts den Körper verlassen. Wie auf einer Straße aus Licht bewegen sie sich aus deinem Körper hinaus. Sie werden umgewandelt in natürliche Energie. Viele kleine und große Straßen aus Licht transportieren überflüssige und verbrauchte Zellen aus deinem Körper. Helferzellen stehen bereit und weisen ihnen den Weg. Beschädigte Zellen gehen ganz leicht und natürlich diesen Weg. Das Licht umschließt die Zellen, die es schwer haben, sich zu lösen, und so gehen auch diese Zellen ganz leicht aus deinem Körper hinaus. Lasse das Licht einfach seine Arbeit tun.

An die Stellen der verbrauchten Zellen rücken strahlend frische Zellen. Jede davon ist von deinem Herzlicht erfüllt. Klar definiert in ihren Aufgaben, stehen sie dir voller Kraft und Liebe nun Tag für Tag zur Seite. Sie kennen ihren Auftrag, und sie wissen, wann es Zeit ist, Platz für neue Zellen zu machen. Voller Begeisterung nehmen sie nun ihren neuen Platz ein.

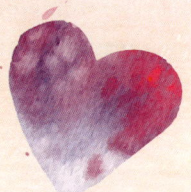

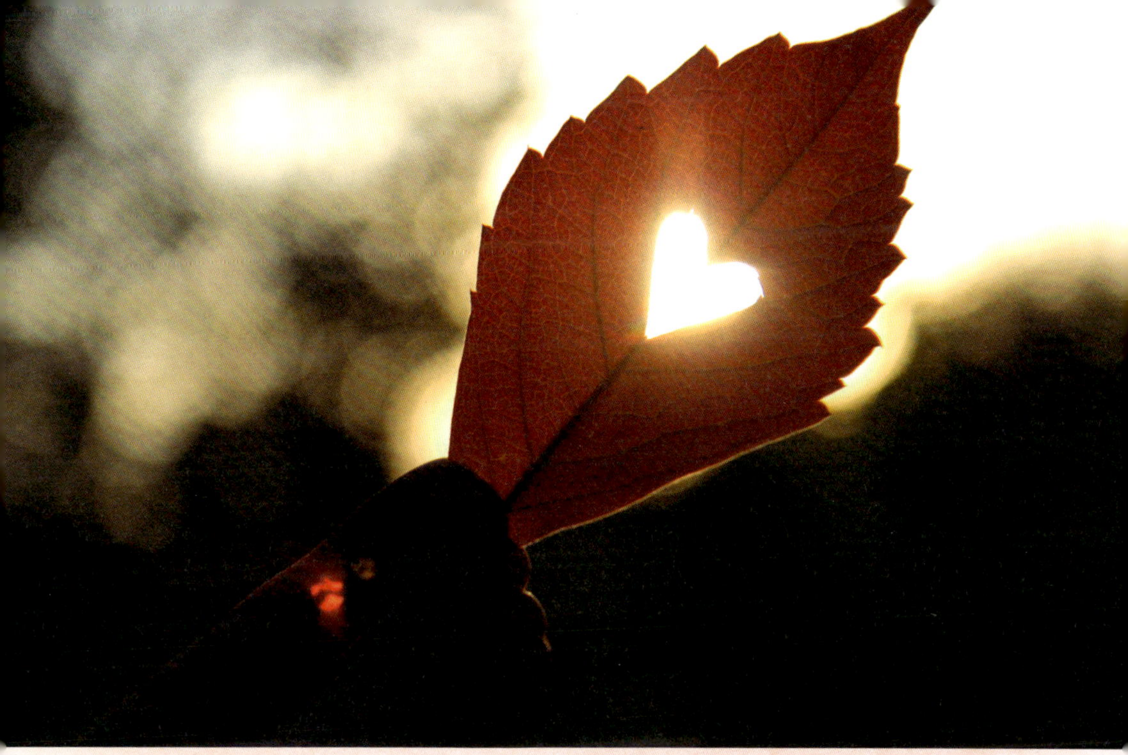

Genieße diese Herzensfülle noch eine Weile. Dein Herzlicht bringt Liebe und Wohlwollen an jede Stelle deines Körpers, und deine Gedanken werden leicht und frei. Spüre dein Herzlicht, wie es dich berührt, und fühle, wie jede Zelle deines Körpers sanft in ihrem eigenen Rhythmus schwingt. Dein Körper darf einfach sein – in seinem sanften Sein.

Langsam und in aller Ruhe kommst du nun zurück in deinen Raum. Nimm ein paar tiefe Atemzüge, und dehne dich ganz sanft. Vielleicht ist da ein Gedanke, der dir besonders gefällt. Du kannst ihn bei dir bewahren, wenn du das willst. Spüre die Unterlage unter dir, und atme noch einmal tief durch. Öffne deine Augen, und bedanke dich bei deinem Herzen. Nun bist du wieder im Hier und Jetzt. Wenn du möchtest, notiere deine Eindrücke.

Selbstliebe bedeutet Ich-Pflege, und diese führt zu Ich-Stärke

Viele Menschen, besonders Frauen, halten sich für Egoisten und für selbstsüchtig, wenn sie auf sich selbst und ihre Bedürfnisse achten. Besonders meiner Generation wurde noch eingetrichtert, dass die Familie an erster Stelle steht. So denken viele Frauen, dass sie dafür verantwortlich sind, ob ihre Kinder fröhlich sind und ihr Partner glücklich ist.

Wie geht es dir, wenn du diese Zeilen liest? Ich kenne das nur zu gut. Die große Fürsorge für andere hat meiner Erfahrung nach oft auch damit zu tun, dass wir unsicher sind. Als Mutter oder Partnerin möchten wir alles richtig machen. Vielleicht war es ja sogar so, dass du selbst sehr wenig Aufmerksamkeit und Schutz erhalten hast, als du klein warst. Vielleicht fürchtest du, wenn du nicht alles gibst, mögen andere dich nicht mehr so gern. Es mag sein, dass du einfach noch nie erfahren hast, wie es ist, wenn du liebvoll und milde mit dir selbst bist. Dies ist eine große Falle, die uns viel Kraft kostet, denn niemand kann wirklich dafür sorgen, dass andere Menschen mit sich im Reinen und glücklich sind. Diese Aufgabe kann und muss jeder nur für sich selbst in die Hand nehmen. Es liegt nicht in der Verantwortung unserer Lieben, dass wir auf uns selbst schauen.

Es gibt Lebenswege, da war einfach niemand da, der einer jungen Seele zeigte, wie wichtig es ist, auf Schönes im Leben zu achten. Das ist oft auch ein kulturelles und ein Generationenproblem. Kennst du deine Bedürfnisse genauso gut wie die deiner Familie, deiner Eltern, deines Partners, deiner Kinder?

Selbstliebe entsteht nicht durch große, einmalige Ereignisse. Es sind die vielen kleinen Dinge, die dafür sorgen, dass deine Seele sich gesehen fühlt. Ein paar Impulse möchte ich dir mit auf deinen Weg geben. Tue etwas Gutes für dich, und ich bin mir sicher, dass dir noch viel mehr schöne Sachen einfallen werden.

❀ Kaufe am Montag einen Blumenstrauß nur für dich.

❀ Schaue deine Lieblingssendung aus Kindertagen.

❀ Mache einen Waldspaziergang.

❀ Warte morgens auf die ersten Vogelstimmen.

❀ Genieße die Stimmung an einem Lagerfeuer.

❀ Triff dich mit deiner besten Freundin auf einen Kaffee.

❀ Mache dir selbst ein kleines Geschenk.

❀ Rutsche auf einem Spielplatz die Rutsche herunter, oder schaukle eine Runde.

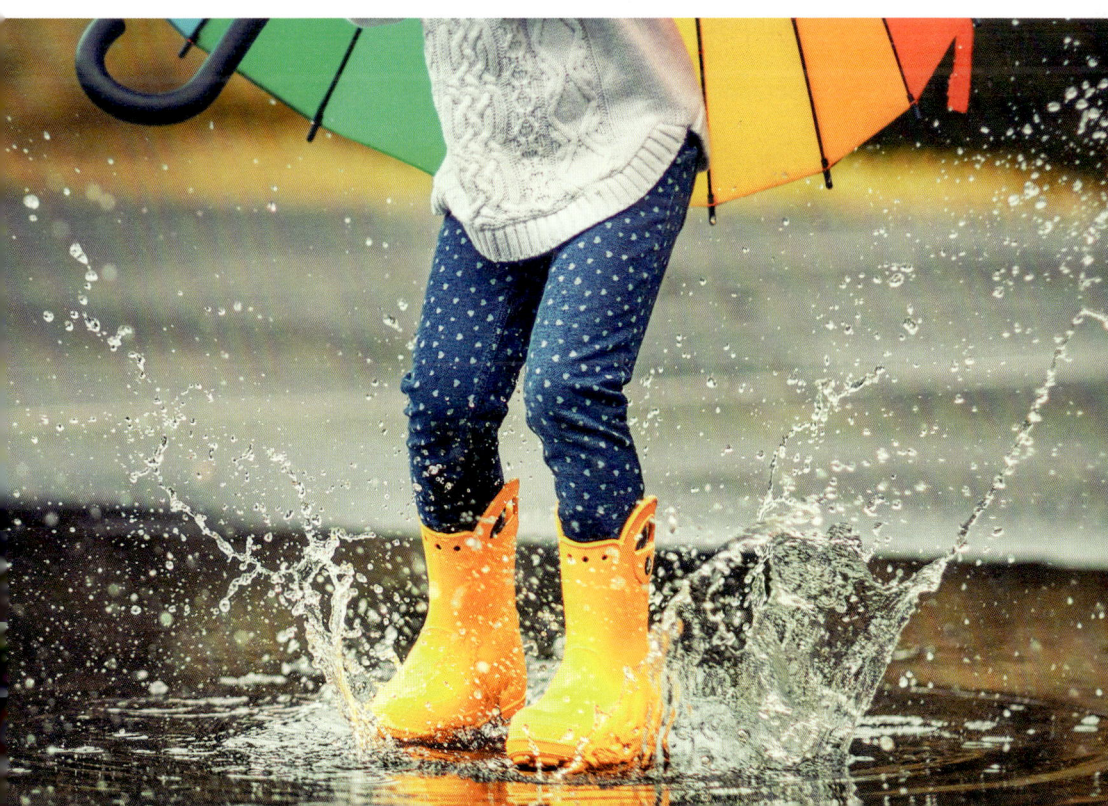

Wenn du sehr tief gehend und wirksam deine Selbstliebe wiederfinden möchtest, rate ich dir dazu, mit deinem Inneren Kind zu arbeiten. Es macht wirklich richtig Freude, und ich bin immer selbst ganz verliebt in die vielen zauberhaften Kinder, die plötzlich in meiner Praxis sitzen, wenn ich mit Klienten arbeite.

Musstest du in deiner Kindheit viele belastende Erlebnisse verarbeiten? Dann empfehle ich dir, suche dir eine kompetente Hilfe. Manche Ereignisse können vergessen sein, und ich persönlich finde nichts falsch daran, Unterstützung anzunehmen, denn die Seele weiß genau, was sie tut.

Schätzt du aber die Themen »Selbstliebe« und »Fürsorge« für dich selbst als eher schwierig ein, arbeite trotzdem daran weiter. Alle Übungen in diesem Buch haben nur ein Bestreben: dich mit Aufmerksamkeit, Liebe und Milde zu versorgen. Diese Liebe unterstützt dich bei allem, was du tun willst und was du tun musst. Liebe öffnet den Raum ins Vertrauen, und dieses Vertrauen unterstützt deine Selbstliebe und damit auch deine Gesundheit für Körper, Geist und Seele. Es ist enorm wichtig, dass du dich selbst wertschätzen und lieben kannst, denn niemand sonst kann diese Liebe ersetzen.

Deine Liebe und deine Wertschätzung sind das Schönste, was du dir selbst schenken kannst.

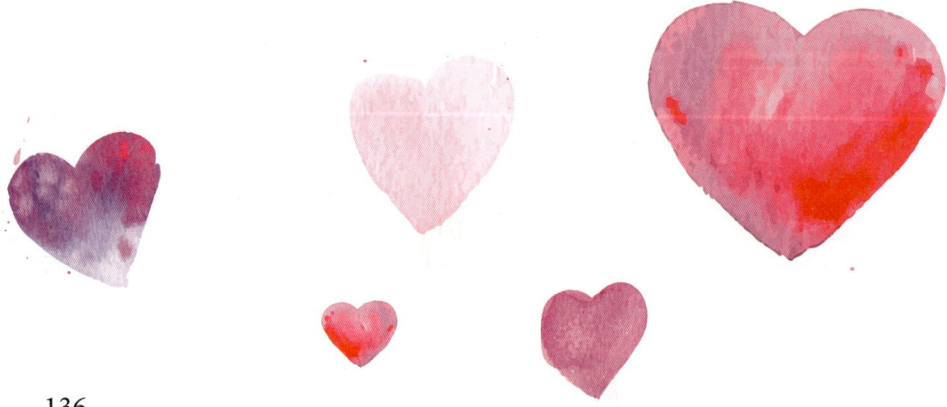

Traust du dir
ein NEIN zu?

Diese Frage ist wichtig, denn nur mit einem Nein kannst du zu den wertvollen Dingen in deinem Leben Ja sagen. Wie oft wirst du aufgefordert, deine Zustimmung zu geben, am besten, ohne etwas zu hinterfragen und ohne genau zu wissen, wozu du da Ja sagen sollst? Wie oft geschieht das, weil dir dein Gegenüber glaubhaft versichert, es bleibe nur ein Ja und gebe keine andere Option? Keine andere Alternative als dieses Ja, das über deine Zukunft entscheiden soll?

In jedem Leben gibt es viele solcher Situationen. Im beruflichen wie privaten Leben, kleine und große Entscheidungen, tagtäglich braucht es Jas und Neins. Es geht mir nicht um die Entscheidung zwischen Kaffee oder Tee, sondern um die Entscheidungen, die du fürchtest. Die Entscheidungen, die immer einen faden Beigeschmack haben – egal, wie du dich entscheidest, es kann immer die falsche Wahl sein.

Fällt es dir unter normalen Umständen schon schwer, dich zu entscheiden, so ist es, wenn es um deine Gesundheit geht, schon zweimal kein Zuckerschlecken. Im Alltäglichen kaufst du dein Waschpulver nach persönlichen Kriterien. Bist du unzufrieden, kannst du davon ausgehen, dass du spätestens nach fünfzig Waschladungen eine neue Chance hast. Schwieriger wird es, wenn die Entscheidungen unsere Beziehungen betreffen. Denn ein Nein kann dazu führen, dass uns Menschen nicht mehr so gern haben. Im beruflichen Umfeld ist es ähnlich, ein Nein kann recht spannende Auswirkungen haben. Manchmal ist aber eben dieses Nein unabdingbar, damit sich der Raum für neue Möglichkeiten öffnet. Wenn du an der entscheidenden Stelle, aus welchen Gründen auch immer, Ja sagst, kann das weitreichende Folgen haben. In wirtschaftlichen Belangen führt das vielleicht dazu, dass du einen Job, den du nicht wirklich gern machst, auch noch schlecht machst. Und das von allen gern gesehen, weil du genau so funktionierst, wie du das im Kindergarten und zu Hause gelernt hast. Im Privaten holt dich irgendwann das Gefühl ein, deine Zeit mit Menschen und Aufgaben zu verbringen, die dich nicht weiterbringen. Und gesundheitlich kann die fehlende klare Entscheidung für deinen persönlichen Weg zur Genesung ein echtes Problem werden.

Wie oft sagst du zu etwas Ja, obwohl du viel lieber Nein sagen würdest, nur weil sonst jemand beleidigt ist? Du findest die Geburtstagsfeier bei einem Freund einfach anstrengend, weil du einen Teil der Gäste nicht so gern magst, gehst aber hin, weil du deinen Freund einfach liebst? Daran gibt es nichts auszusetzen. Meine Frage aber ist: Was wäre, wenn du zu dieser Entscheidung ganz bewusst Ja oder Nein sagst? Betrachte es als einen kleinen Deal. Entweder dein Freund ist dir so wichtig, dass du ganz klar Ja sagst zur Party und ohne schlechtes Gefühl hingehst. Aus den Erfahrungen lernst und übst du, mit den ungeliebten Anteilen dieser Feier auszukommen. Oder du beschließt ein Nein, sprichst mit deinem Freund darüber und schlägst ihm eine Alternative vor. Weshalb sich nicht einfach an einem Nachmittag verabreden und so eine schöne Zeit miteinander verbringen? Viele ungute Gefühle können sich ganz schnell auflösen, wenn wir üben, einverstanden zu sein.

Als Patientin fühlte ich mich wie ein rohes Ei. Trotzdem wollte ich eine ehrliche, offene, klare und hilfreiche Kommunikation. Ehrliche Antworten auf wichtige Fragen, sodass ich Entscheidungen treffen konnte. Es waren nicht immer schöne Gedanken, und das macht diese Dinge wirklich nicht leichter. Wenn wir Nein sagen müssen oder sollten, dann läuft oft das komplette System Mensch Sturm. Ganze Glaubenssysteme geraten ins Wanken. Spätestens, wenn es um unsere Gesundheit geht, müssen wir wissen, wie es geht, Ja oder Nein zu sagen. Für eine Therapiemethode oder dagegen, für eine Operation oder doch nicht. Lieber komplementäre Wege gehen oder voll alternativ. Egal, wie du dich entscheidest, irgendjemand findet das doof. Im privaten Leben hört das Verständnis meist dann auf, wenn das Gegenüber betroffen ist: »Wie, sie will nicht mehr mit nach Playa del Sol?« »Tja, und wer backt jetzt den Kuchen?« Wenn dir solche Dinge begegnen, weißt du, es ist an der Zeit, besonders achtsam mit dir selbst zu sein.

Andererseits höre ich nicht selten Argumente, die von einer großen Hilflosigkeit zeugen: »Wie soll ich mich bitte entscheiden, welcher Weg für mich der richtige ist? Ich weiß viel zu wenig über diese Dinge und muss mich auf meine Behandler verlassen können.« Das ist eine Sache, die ich sehr gut nachvollziehen kann. Es bleibt uns als Betroffenen in einer schwierigen Lebenslage nichts anderes übrig, als in einer gewissen Weise zu vertrauen. Viele Menschen haben auch resigniert, denn häufig fehlt es an Zeit und Geduld seitens der Ärzte und beteiligten Therapeuten, genau zu erklären, welcher Weg für die Therapie eingeschlagen wird und vor allem warum. So entsteht eine Problemtrance, die jeden Blick auf die Chance für einen positiven Heilungsweg verstellt. Die Seele verliert die Zuversicht, und damit werden die Betroffenen eines großen Teils ihrer Selbstheilungskraft beraubt.

Kennen Menschen dagegen die Hintergründe, fühlen sie sich nicht so leicht verloren. Es ist sicher stark vom Charakter abhängig, inwieweit du bereit bist, einen Teil der Verantwortung für deine Gesundheit mitzutragen. Da du dieses Buch liest, gehe ich davon aus, dass du deinen eigenen Weg gehen möchtest. Ich weiß, ja, natürlich wäre es schön, wenn jemand von außen kommt und alles wieder gut macht. Jedoch müssen wir bei jeder Veränderung, die wir in unser Leben ziehen wollen, auch selbst aktiv werden. Gurus, gleich welcher Art, leben davon, dass wir als Persönlichkeit keine Verantwortung übernehmen wollen und das aktive Tun vermeiden.

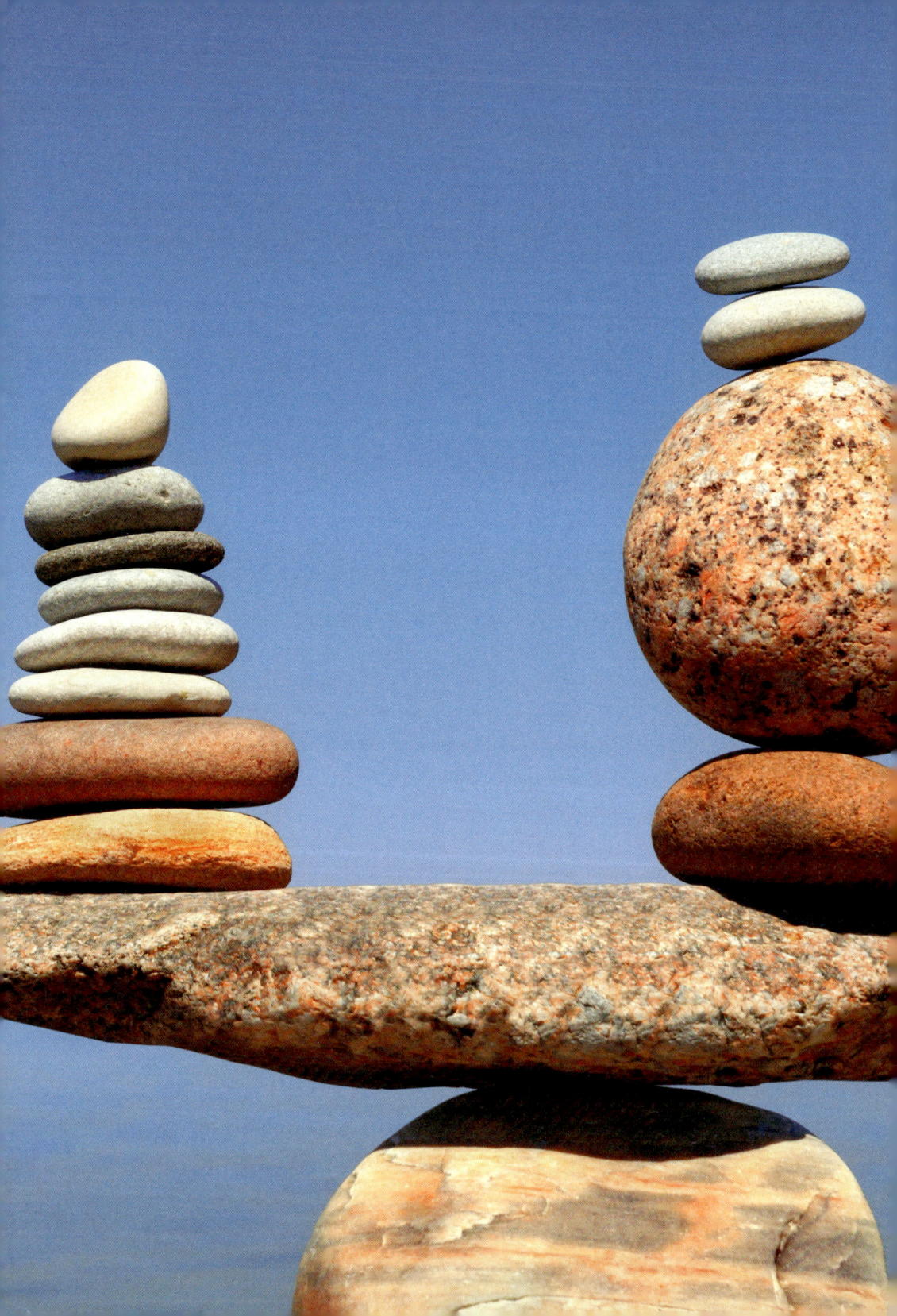

So wird auch vielen Medizinern viel zu viel Verantwortung, mit Macht einhergehend, zugeschoben. Die Strategie, es soll doch bitte jemand anderes die Entscheidungen treffen, ist nicht sehr selbstwirksam. Der Glaube, dieser Wissende sei vollkommen weise, kompetent, gut und rettet mich mit seinem Rat aus meiner Not, ist und bleibt ein Traum. Wie fühlt sich das für dich an? Niemand, kein Arzt, kein Heilpraktiker, kein Therapeut, kein Heiler kann dir jemals versprechen, dich von deiner Krankheit hundertprozentig zu heilen.

Der Raum für Heilung ist immer offen und doch nicht selbstverständlich.

Dieses Wissen ist ebenso wichtig wie die Erkenntnis, dass unser Körper höchst verwundbar ist und wir nicht alles in den eigenen Händen haben. Die Demut vor der Verletzlichkeit ist für das menschliche Bewusstsein aus meiner Sicht unerlässlich, wollen wir als Menschheit tatsächlich gesund sein. Genau das ist nicht selbstverständlich, braucht aber Mut und tragfähige Beziehungen, die ein Nein ertragen und ein Ja aushalten. Wir werden niemals näher an unsere Verantwortung für unser Leben geführt

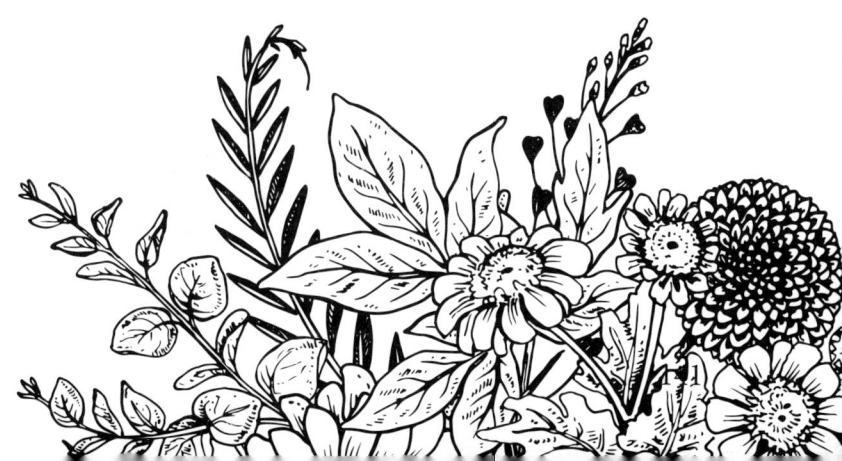

als mit einer schweren Erkrankung. Diese Verantwortung begleitet uns unser ganzes Leben. Wir werden immer wieder gefragt, wofür wir wirklich bereit sind, zu wachsen. Du kannst dein Recht auf ein Ja oder Nein immer nutzen. In dem Moment, in dem dein Gegenüber gar kein Verständnis für deinen Weg der Entscheidung zeigt, darfst du auch gehen. Einfach so.

Diese Punkte solltest du bei all deinem Kummer und deinen Ängsten immer im Blick haben:

- Du darfst und solltest nachfragen, wenn etwas unklar ist oder dir Angst macht.
- Nutze die Informationen und die verschiedenen Angebote im Internet mit Bedacht.
- Sprich mit deiner Familie und deinen Freunden über deine Ängste und Sorgen.
- Du bist die einzige Person, die ihre Entscheidungen in aller Konsequenz tragen muss.
- Niemand sonst kann das für dich tun.
- Suche dir jeden Tag eine Sache, für die du dankbar bist.
- Suche dir Hilfe. Der Blick von außen kann unglaublich viel verändern.

Es gibt kein Zurück –
nur ein Vorwärtsgehen

Damit das mit dem Vorwärtsgehen funktioniert, musst du wissen, wo du stehst! Du denkst vielleicht: Hatten wir das nicht schon am Anfang des Buches? Ja, genau, nach knapp 20 Kapiteln ist es Zeit, vorwärtszugehen. Hast du einige der Übungen gemacht? Wie fühlst du dich jetzt im Augenblick? Kannst du dir vorstellen, ein bisschen nach vorn zu blicken?

Was hat die Diagnose oder die Krise mit dir gemacht?

Diese Frage kann ganz unterschiedlich betrachtet werden. Zu Beginn standen eher Fragen danach im Raum, welche Therapie du machst, wo du am besten versorgt wirst und was organisatorisch alles zu erledigen ist. Sicher auch die Sorge, wie es um deine Chancen steht, wieder gesund zu werden. Geht es dir vielleicht nach einer gewissen Zeit wie mir? Ganz tief, bis auf den Grund meiner Seele, weiß ich, es gibt kein Zurück in meine alte Art, zu sein. Wenn dieses Buch in Druck geht, sind ziemlich genau sechseinhalb Jahre seit der Diagnose vergangen. In dieser Zeit musste ich praktisch jede Angst in meinem Leben noch einmal ansehen, und dabei habe ich gelernt, dass ich sie tragen kann. So viel wollte wiederholt beachtet und geklärt werden, und Stück für Stück kam ich meinem Ziel der Seele immer näher. Das ist durchaus eine Anstrengung wert und hat mich wieder eine Ebene weitergebracht. Aus der Angst wurde eine Kraft, die mich durch mein Leben trägt und mich dieses Buch schreiben ließ – für dich.

Diese Zeilen schreibe ich dir, nicht, weil ich mich selbst beweihräuchern möchte, sondern, weil ich weiß: Du kannst das auch. Wenn etwas in unserem Leben uns so viel Angst einflößt, dass es uns zutiefst erschüttert, darf es auch einen Sinn haben. Es geht nicht darum, dass wir bestraft werden, uns eine Lernaufgabe gesendet wird oder wir gar etwas falsch gemacht haben, wenn uns das Leben herausfordert. Es ist doch im Prinzip dasselbe, ob Menschen schwer krank werden, ihre liebsten Menschen verlieren oder andere schwere Schicksalsschläge tragen müssen: Diese Dinge erschüttern uns immer zutiefst, gleichzeitig haben wir es aber in der Hand, unseren Blickwinkel zu verändern. Dabei kann der Sinn ganz unterschiedlich ausfallen. Mag sein, dass wir mehr Mitgefühl füreinander finden oder künstlerisch aktiv werden. Vielleicht erfüllst du dir einen Traum und gehst beruflich neue Wege. Vielleicht siehst du das erste Mal in deinem Leben körperlich spürbar, wie schön eine Blume ist. Es können große oder kleine Dinge sein – wer entscheidet schon darüber, was groß und was klein ist?

Vorwärtsgehen heißt auch, in die Zukunft zu blicken. Wie gestalte ich mein privates, soziales und berufliches Leben, und wie verhindere ich ein Rezidiv? Was macht mir wirklich richtig Freude? Wo finde ich Leichtigkeit, und was ist mein Warum im Leben? Ein bisschen viel auf einmal? Ja, da gebe ich dir recht. Daher nehme ich mir an dieser Stelle die Freiheit, ein bisschen zu philosophieren. Wenn du das Buch bis hierher gelesen hast und darüber nachdenkst, wie du dein altes Leben wiederhaben kannst, denke ich, ist es gut, einmal einen Raum zu öffnen für neue Möglichkeiten.

Manche Dinge bekommen wir nicht zurück, es braucht sehr viel Herz und Mut, sich dem Leben wieder zu öffnen. Wenn du dazu bereit bist, kommt das Leben dir mit großen Schritten entgegen. Das, was du an guten Dingen finden kannst, gehört dir. Niemand, auch kein gesundheitliches Problem oder eine Krisenzeit, kann dir diese tiefen Kerben in deiner Seele jemals wieder nehmen. Gleichzeitig entsteht daraus aber auch etwas Spannendes und Neues. Erfahrungen, die du so vielleicht noch nie gemacht hast und die du gar nicht in Worte fassen kannst. Menschen, die an deiner Seite sind, oder ein tiefes Gespräch mit jemandem, den du nur einmal in deinem Leben getroffen hast. Eine Erkenntnis, die zu dir kommt, wenn du dich schlaflos von einer Seite auf die andere drehst, oder die dich unvermittelt aus einem Text anspringt.

Plötzlich spürst du diese neue Landschaft deines Lebens, und dann ist es da – das Wissen: Das alte Leben ist nicht mehr existent. Etwas viel Besseres und Schöneres wartet auf dich, denn dein Wertesystem hat sich verändert. Der Raum der Möglichkeiten steht dir weit offen. Nutze die guten Dinge aus deiner schweren Zeit, die du gern behalten möchtest, und webe sie in deine neue Realität ein. Du wirst Veränderungen nicht erreichen, wenn du alles genauso machst wie bisher.

Dennoch: Was aus deinem alten Leben trägt zu deiner Gesundheit bei? Was macht dich stark und bietet dir Wohlbefinden, und das möglichst auf allen Ebenen? Körper, Geist und Seele wollen bestens versorgt sein! Wenn dir hin und wieder nach Schimpfen zumute ist, dann ist das dein gutes Recht, und der Himmel wird einen Teufel tun, dich dafür abzustrafen!

Auf der nächsten Seite siehst du ein Feld voller Ideenblumen. Nimm ein Blatt Papier, und zeichne darauf ein paar eigene Ideenblumen. Auf meiner Webseite gibt es auch eine Vorlage, die du nutzen kannst. Schreibe in jede Blume etwas hinein, was in deiner Zukunft neu sein soll – in alle auf einmal oder nach und nach. Mache keine Kompromisse, und wenn sich die Idee noch so verrückt anfühlt. Was wäre toll? Was würdest du machen, wenn Geld keine Rolle spielt? Wenn deine Lieben alles fantastisch finden, was du dir ausdenkst? Wenn du vollkommen ganz und heil bist? Wenn du überhaupt und gar keine Angst vor gar nix hast? Wenn die Glücksgöttin persönlich mehr als ein Füllhorn über dir ausgießt?

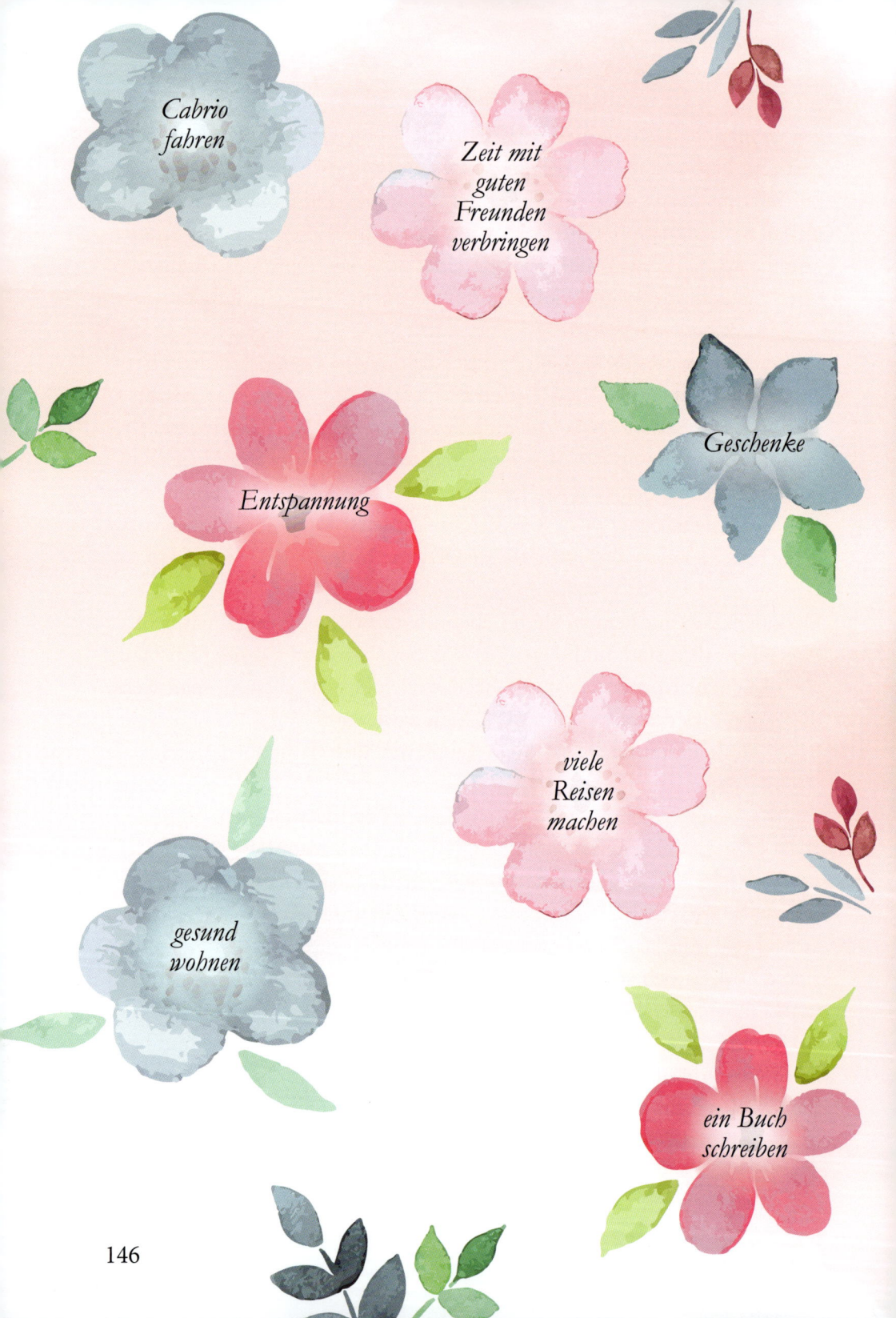

Cabrio fahren

Zeit mit guten Freunden verbringen

Entspannung

Geschenke

viele Reisen machen

gesund wohnen

ein Buch schreiben

In den letzten Jahren gab es einige Anlässe, die mir unweigerlich klargemacht haben: Für mich gibt es definitiv kein Zurück, aber ein sehr feines und wunderbares Morgen! Ich wünsche mir von Herzen, dass ich dich anstiften kann, ein lustiges, anarchistisches, kraftvolles und grandioses neues Leben zu kreieren. Gerade und weil es nicht selbstverständlich ist, es zu haben. Ich bewundere jeden Menschen, der sich aus einer tiefen Not heraus auf den Weg macht, alles neu zu gestalten. Was für ein kraftvoller und lebensbejahender Akt! Du veränderst auf diese Weise die Welt – deine ganz eigene und die große da draußen. Weil es die selbstständig denkenden Persönlichkeiten sind, die den Unterschied machen.

Du bist eine davon, dafür danke ich dir!

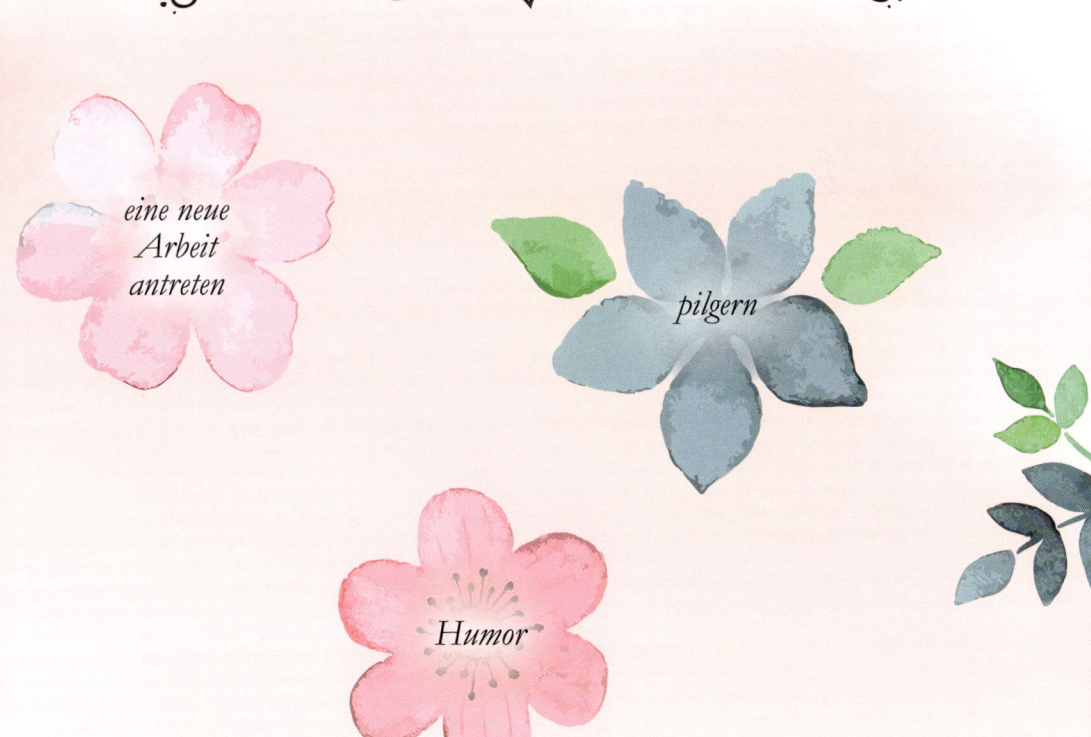

eine neue Arbeit antreten

pilgern

Humor

Auch du bist entbehrlich, sei einfach mal eine Gans!

Ja, du hast richtig gelesen! Ich bin aber nicht unhöflich, sondern möchte hier eine sehr persönliche Erfahrung mit dir teilen – den Flug der Gänse.

Vor Jahren hatte ich die große Freude, bei einem Workshop dabei zu sein, der etwas ganz Besonderes war. Es ging um die Möglichkeiten, mit Trancereisen die Selbstheilungskräfte zu wecken. Dabei waren wir als Teilnehmer natürlich unser eigenes Klientel. Während einer dieser Reisen hatte ich ein sehr berührendes Erlebnis, und wenn ich mir heute meine Geschichte so ansehe, war es wohl ein Vorbote davon, wohin es meine Seele damals schon zog. Während ca. fünfundzwanzig Menschen rasselnd und trommelnd durch einen Saal liefen und wir alle zusammen einen ganz eigenen Gesang erzeugten, sah ich ein Bild vor meinem inneren Auge: fliegende Gänse, eine V-Formation. Die Geräuschkulisse um mich herum verwandelte sich in ein wildes Gänsegeschnatter, und in meiner Trance flog ich an der Spitze der Gänseschar. Als ich müde wurde, durfte ich mich einfach nach hinten fallen lassen – ganz leicht und einfach flogen alle gemeinsam weiter.

Zu dieser Zeit war ich eine Einzelkämpferin. Alles habe ich allein geschafft und erledigt. Mir ging die Vorstellung sehr nahe, einfach Hilfe zu haben und nicht mehr allein den Flug durch mein Leben antreten zu müssen. Bis es so weit war, hat es noch ein paar Jahre gedauert. Aber nach und nach habe ich das Vertrauen in andere Menschen immer tiefer werden lassen. Seit dieser Zeit konnte ich mein Herz für die Hilfe öffnen, die mir immer wieder angeboten wurde. Ganz plötzlich, wie von Zauberhand, kamen und kommen die Gelegenheiten in mein Leben, und ich nehme sie dankbar an.

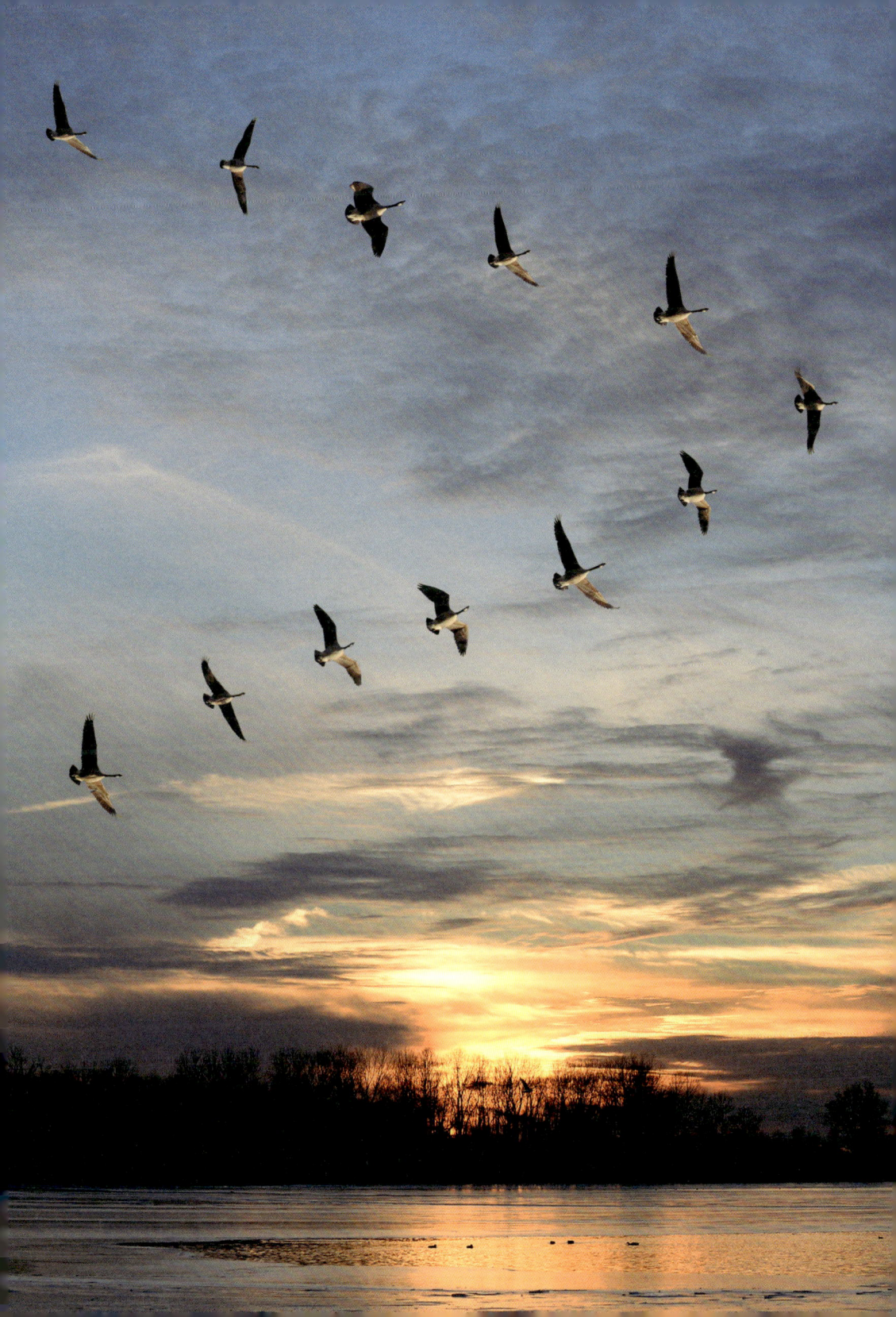

Nach diesem Erlebnis habe ich recherchiert, denn ich wollte wissen, ob meine Wahrnehmung einen realen Hintergrund hat. Tatsächlich gibt es das Verhalten der Gänse genau so, wie ich es in meinen inneren Bildern erlebt habe. Gänse fliegen lange Strecken in einer V-Anordnung, der Keilformation. Vielleicht hast du das selbst schon einmal gesehen. Die an der Spitze fliegenden Vögel haben die meiste Kraft, und die anderen Gänse fliegen immer leicht versetzt hinter dem jeweils Vorderen. Im Windschatten sparen sie Energie. Die Leitvögel wechseln sich an der Spitze ab, und auf diese Weise verteilt sich die Anstrengung für die langen Flugrouten auf den ganzen Schwarm. So unterstützen die Gänse einander auf eine sehr selbstverständliche Weise, und die Gemeinschaft erreicht das gemeinsame Ziel mit möglichst wenig Widerstand und Kraft.

Auch wir Menschen sind soziale Wesen. Ein Grundbedürfnis ist, Glück zu teilen, Erfolge zu feiern und sich auf die Gemeinschaft in Notzeiten zu verlassen. Damit du diese Gemeinschaft hast, musst du sie dir aufbauen. Deine eigene Gänseschar kommt nicht von allein, aber wenn du den ersten Schritt wagst, kann sie entstehen. Manchmal fliegst du voran, ein anderes Mal reihst du dich ein. Es gab auch immer wieder Phasen in meinem Leben, in denen ich mich sehr allein gefühlt habe. Das kann jedem Menschen hin und wieder so gehen. Wenn du feststellst, dass sich Beziehungen in eine ungesunde Richtung entwickeln oder dir deine persönliche Reife einen neuen Blick auf die Welt eröffnet, ist es manchmal Zeit. Dann solltest du die gewohnte Gänseschar verlassen und dir eine neue Gemeinschaft suchen. Manche Menschen bleiben während einer solchen Neuausrichtung bei dir. Es kann sogar sein, dass sich die Beziehungen vertiefen und noch wertvoller werden, aber einiges strukturiert sich neu.

Wenn du das ganz gelassen und mit Respekt vor dir und anderen wahrnimmst, können sich alle sanft voneinander verabschieden. Auch in meinem Leben gab es schon mehr als einmal solche Phasen der Neuausrichtung und der Klarheit. Selten war dies so wichtig wie in den letzten Jahren. Die zauberhaften Menschen, die nun an meiner Seite sind, fliegen noch weite Strecken mit mir! Ich wünsche dir viele wunderbare Gänse an deiner Seite, ebenso den Mut, es immer wieder zu versuchen.

SELBST, WENN ES DEN EINEN ODER ANDEREN NEUANFANG BRAUCHT, LASSE DICH NICHT ENTMUTIGEN. DU SCHAFFST DAS!

So viele Wörter, eins reiht sich ans andere, und wo bleibst du? Wie sollst du einmal die Spitzenposition verlassen, wenn doch alles an dir hängt? Wenn du das liest, ist dein Herz vielleicht bei einem anderen Menschen. Du bist vermutlich für vieles in deinem Leben verantwortlich: Familie, Job, soziales Leben. Vielleicht hast du Kinder in einem Alter, in dem jeder erwachsene Mensch versucht, Kummer von ihnen fernzuhalten.

Es tut mir leid, ich schicke dir mein Mitgefühl, und verzeihe mir. Diese Zeilen können eine Herausforderung sein – ich weiß das. Denn was sollst du tun, wenn es auf den ersten Blick niemanden gibt, der dich an der Spitze ablöst? Aber ich kann nicht anders: Ich muss dich ansprechen. Denkst du wirklich, du bist unentbehrlich? Immer wieder begegnen mir ganz wunderbare Persönlichkeiten, die mir sagen, sie könnten dieses oder jenes nicht tun, weil sie ja für die Kinder, den Opa oder für das Wohlergehen ihrer Firma verantwortlich sind. Falls du auch zu diesen Menschen gehörst, dann bitte ich dich: Habe Mitgefühl mit dir. Wir alle sind entbehrlich!

Der gemeinschaftliche Flug der Gänse zeigt: Es ergibt überhaupt keinen Sinn, wenn du vor Erschöpfung einfach vom Himmel fällst. So schwer das auch zu ertragen sein mag, und ich hoffe, dass du das Buch nicht zur Seite wirfst: Wir sind entbehrlich – ich bin es und du auch. Dieses Entbehrlichsein kann eine große Entlastung sein, aber auch viel emotionalen Schmerz mit sich bringen. Wie fühlt sich diese Aussage für dich an? Ganz sicher muss für kleine Kinder gesorgt sein, wenn die Mama ausfällt. Die Sorgen, die dir das bereiten kann, wenn du kleine Kinder hast, kannst nur du selbst erfassen. Als Mutter von mittlerweile drei erwachsenen Töchtern kann ich das gut nachfühlen. Bitte hole dir Hilfe, wenn du an dieser Stelle Unterstützung brauchst. Familie, soziale Dienste und auch die Krankenkasse können, ja, müssen dich unterstützen.

Wenn du »nur« für andere Dinge zuständig bist, folge einmal diesem Gedanken: Ich bin entbehrlich! Immer, wenn ich mich in meine alltägliche Geschäftigkeit stürze und denke: »Wenn ich jetzt nicht dieses oder jenes mache, dann …!«, greife ich nach diesem Satz, denn ich für meinen Teil bin entbehrlich. In jeder meiner Aufgaben, bei jedem Projekt dreht sich die Welt auch ohne mich weiter. Wenn ich möchte, dass ich ein Teil der Welt bleibe, muss ich öfter eine Pause machen. Ich habe immer noch Therapien nötig, und ich bleibe wohl immer etwas langsamer in meinem Tun, als ich es noch vor ein paar Jahren war.

Dieses Mitgefühl für die eigenen Umstände lege ich auch dir nahe. Es ist einer der ersten Schritte in dein neues Leben. Stelle ein neues Bewertungssystem auf, und erschaffe dir mit dem veränderten Blickwinkel neuen Raum für einen anderen Lebensstil. Meiner Ansicht nach ist dies unendlich wichtig für dein neues Leben. Indem du anerkennst, was ist, verringert sich der Stress, den du in deiner alten Lebensweise aufrechterhalten hast. Diese Veränderung kann sehr angenehm sein. Auch kleine Anpassungen bringen neue Aussichten.

Es kann sein, dass du erst lernen musst, wie das geht. Damit du dein neues Leben gestalten kannst, darf einiges weg. Eine gute Hilfe ist es, wenn du dir die Zeit nimmst und notierst, welche Anforderungen an dich herangetragen werden und auch welche Ansprüche du an dich selbst hast. Im ersten Schritt schreibe alles auf, was dir einfällt, ohne es zu bewerten. Egal, Privates oder Berufliches. Streiche nach und nach Punkte daraus weg. Erstens die, die du tatsächlich nicht mehr leisten kannst, weil du körperlich oder seelisch nicht dazu in der Lage bist.

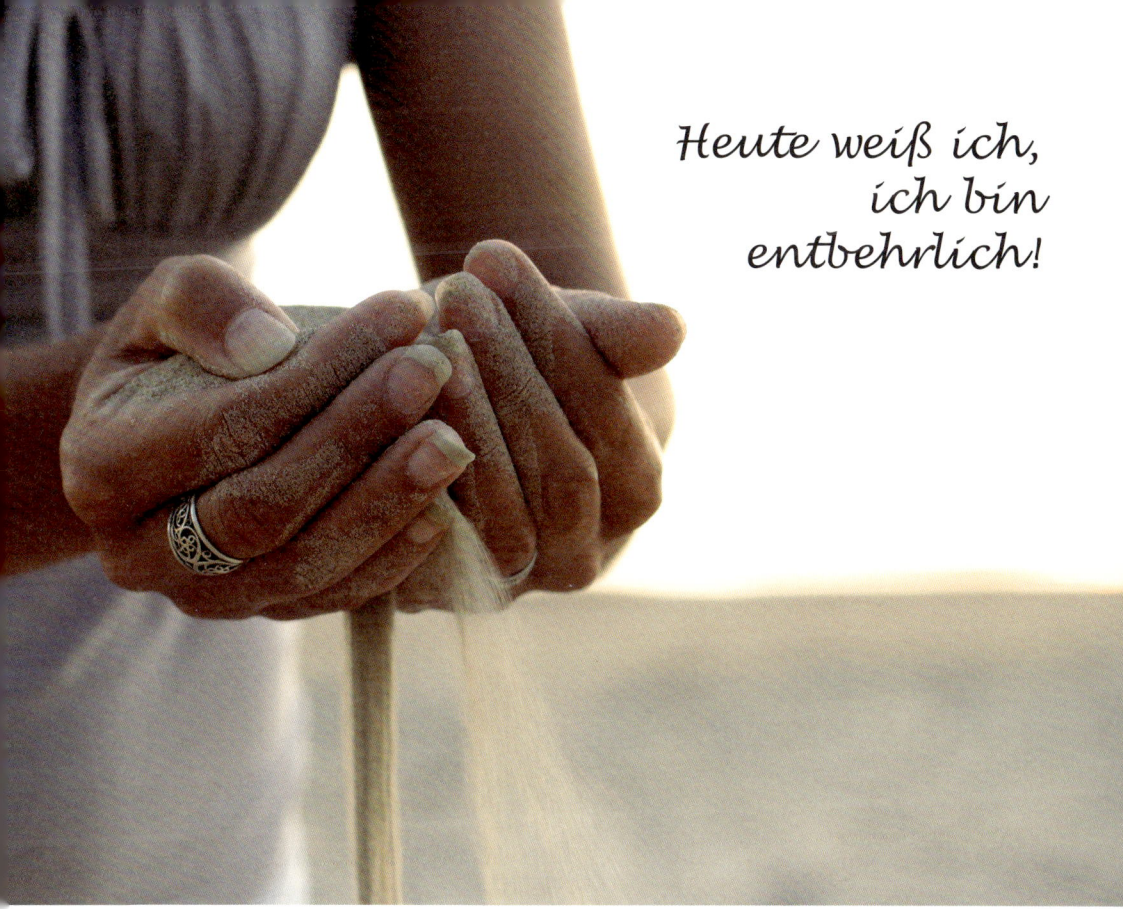

Heute weiß ich,
ich bin
entbehrlich!

Zweitens diejenigen, die du nicht mehr leisten möchtest. Dieser zweite Punkt ist besonders wichtig. Er hilft dir dabei, mehr Klarheit in dein Leben einziehen zu lassen.

Du hast vielleicht seit Jahren eine Aufgabe, die viel Zeit und Aufmerksamkeit in Anspruch nimmt. Oder du bist für bestimmte Tätigkeiten zuständig. Jetzt solltest du überprüfen, ob diese Aufgabe, diese Tätigkeit dir noch Freude bereitet. Hilft sie dir dabei, glücklich durch den Tag zu gehen und dich wohlzufühlen? Hast du mit Menschen Kontakt, die dir guttun? Bist du glücklich, wenn du am Ende des Tages diese Aufgabe erledigt hast? Hast du mehr Energie, wenn du es machst?

Loslassen bezieht sich natürlich nicht nur auf Tätigkeiten, die du seit Jahren aus einer Verpflichtung heraus machst, sondern auch auf Dinge, die du vielleicht machst, weil es jemand anderen glücklich macht. Solange du bei dieser Sache auch glücklich bist, ist das kein Problem. Wenn es allerdings so ist, dass du nur jemand anderem einen Gefallen tust, solltest du es loslassen. Vielleicht fährst du seit Jahren mit deiner Familie in den Urlaub, immer an denselben Ort, weil ein Verwandter sich dort besonders wohlfühlt. Du findest diesen Ort aber schon lange ziemlich langweilig. Wenn es dir egal ist, wenn dir die Zeit, die du mit diesem Menschen verbringst, so wertvoll ist, dass es keine Rolle spielt, an welchem Ort es stattfindet, dann behalte es bei. Genieße diese Zeit mit deinen lieben Menschen. Falls du aber nur den einen anderen glücklich machst, dann ist jetzt eine gute Zeit, diese Sache zu beenden.

Loslassen hat etwas damit zu tun, dass du deine Lebenszeit neu gestaltest. Verbringe sie nicht mit Dingen, die dir keine Freude machen. Loslassen heißt Freiraum erschaffen – für unbezahlbare Lebenszeit. So unendlich wertvoll, dass du sie auf keinen Fall mit Dingen verbringen solltest, die dich langweilen, dich stressen, dich nerven oder auf irgendeine andere Weise deine Lebensqualität einschränken. Loslassen kann sich aber auch auf Gewohnheiten beziehen, z. B. eine unpassende Ernährungsweise. Vielleicht sitzt du gern viel und bewegst dich wenig. Oder du pflegst Beziehungen, die dir Energie rauben. Bist du eventuell einfach zu träge, um dein Leben tatsächlich in die eigenen Hände zu nehmen? Auch hier lohnt es sich, wenn du alte Gewohnheiten überprüfst und auch loslässt. Denn nur dann hast du beide Hände frei für neue Handlungsspielräume.

Spiritualität –
ein Blick über den Gartenzaun

Welchen Sinn ergibt es, wenn du dich nicht nur mit deiner Psyche beschäftigst, sondern auch mit deiner spirituellen Entwicklung? Hast du dir diese Frage schon einmal gestellt? In meinen Blogbeiträgen schreibe ich immer wieder darüber, welchen persönlichen Eindruck ich von der Welt der traditionellen, aber auch der modernen Spiritualität habe. Mich hat diese Rückverbindung zum Göttlichen nie losgelassen. Als Kind und auch später als junge Frau fand ich meine Art, die Welt wahrzunehmen, eher beängstigend. Gleichgültig, ob ich das Talent, Menschen und ihre Emotionen in einem besonderen Licht zu erkennen, als Hochsensibilität betrachte oder als etwas, was für mich nicht immer logisch erklärbar war und ist – für mich war das lange Zeit eher etwas, was ich nicht haben wollte. Dennoch: Es hatte und hat eine Auswirkung darauf, wie ich das Leben betrachte.

Besonders die Erfahrung, wie beängstigend diese Dinge für einen jungen Menschen sein können, hat mich geprägt. Sicher ist das auch der Grund, warum ich vorzugsweise in einem Themenbereich der Psychologie arbeite, in dem es um Ängste in all ihren Ausformungen geht. Die Tiefe der Gefühle zeigt mir immer wieder: Es ist selten die offensichtliche Angst, die der Auslöser der Probleme ist. Häufig steckt ein anderes, für den Betroffenen weit bedrohlicheres Gefühl hinter seiner Angst. Sei es Wut, die in ihrer Mächtigkeit erschreckend sein kann, oder tiefe Trauer mit dem Gefühl, dass sich der Boden unter den eigenen Füßen in Luft auflöst.

Meine spirituelle Rückverbindung, die sich in Wellen entwickelt hat, war und ist mir eine wunderbare Hilfe bei allem, was ich tue. Auf diese Art des Denkens und Fühlens möchte ich mittlerweile ungern verzichten. Mit diesem Kapitel möchte ich dich dazu anregen, dich verleiten und ein bisschen verführen, dem Ruf deiner Seele zu folgen. Wenn du mit dem Glauben und vor allem mit Religionen nichts anfangen kannst, musst du jetzt nicht befürchten, dass ich dich in eine Glaubensgemeinschaft locke. Im Gegenteil: Es geht mir um eine sehr liebevolle und heilsame persönliche Art der Spiritualität. Sie hat mich immer dabei unterstützt, schwierige Schritte zu gehen. Die Sicherheit, dass ich auf meine innere Stimme – denn das beinhaltet meine Sicht auf Spiritualität – vertrauen kann, hat mir schon vieles erleichtert. Mit der organisierten Form von Religiosität habe ich durchaus auch meine Probleme. Religiöse Gemeinschaften lassen häufig so manchen Wunsch offen, wenn es um die Umsetzung von Liebe, Menschenrechten und Achtsamkeit geht. Aber das ist ein anderes Thema.

Für mich – und das ist eine sehr persönliche Sicht der Dinge – geht es um Schwingung. Darum, sich in ein Feld einzuklinken, das schon immer da ist und das jedem Menschen zur Verfügung steht. Frei von Dogmen und Richtlinien ist es eine Möglichkeit, sich selbst besser zu spüren und andere Menschen feiner wahrzunehmen. Die Basis davon sind Liebe und Wertschätzung. Hier gibt es kein Richtig oder Falsch, sondern nur Entwicklung, und alles im Leben bietet solch eine Möglichkeit zum Lernen.

Von Zeit zu Zeit kann dies sicher schmerzhaft, fast schon unerträglich sein. Doch wenn du Menschen beobachtest, die eine besonders liebevolle Ausstrahlung haben, so sind dies oft die vom Schicksal Gebeutelten, die nicht so einfach aufgeben, sondern die weitergehen. Sie zeigen ganz klar: Es geht darum, sinnorientiert und mit Liebe das Geschenk des Lebens anzunehmen. Diese Menschen zeigen nicht mit dem Finger auf andere und sagen: Das ist die Ursache für mein Leiden. Sie sind nicht unbedingt die fleißigsten Kirchgänger, haben oft keinen Guru, und ihre

Beziehung zu Gott kann sich auch in ihrem achtsamen Umgang mit der Natur offenbaren. Es ist die Frau, die ein weinendes Kind anlächelt und damit Hoffnung stiftet. Ein Mann, der alten Pferden ihr Gnadenbrot gibt. Schaue dich um, und du wirst sie finden – diese natürlich spirituellen Menschen.

Wie fühlst du dich auf deiner spirituellen Entwicklungsreise? Bist du mit Begeisterung unterwegs, oder siehst du dich eher als pragmatisch und lösungsorientiert in der Welt der Seele? Hast du eine gute Verbindung zu dir selbst und dem Göttlichen? Was denkst du: Gibt es da etwas oder jemanden, der für dich sorgt?

Darf ich dich einladen, mich noch ein paar Absätze lang zu begleiten? Du denkst nun vielleicht: Was hat meine Erkrankung oder meine Krisenzeit mit meiner spirituellen Entwicklung zu tun? Meine feste Überzeugung ist, dass wir als Seele verschiedene Potenziale haben, uns zu entfalten und vielleicht alte Geschichten zu erledigen. In dem Moment, in dem du dich auf deine persönliche Reise machst und über den Tellerrand deines Alltags blickst, kann Heilung geschehen. Vielleicht nicht so direkt und schnell, wie du es dir wünschst – aber du öffnest einen unglaublichen Raum voller Möglichkeiten. Es ist nicht notwendig, dass du einer Institution angehörst. Mir sind solche Einrichtungen, in denen das »Bodenpersonal« den Anspruch der alleinigen Weisheit vor sich herträgt, immer sehr suspekt.

Als Rückführungstherapeutin weiß ich um die großen Zyklen der Seele und auch darum, dass wir manche Ereignisse in unserem Leben akzeptieren müssen, weil sie einem Ziel dienen, das wir längst aus unserem Fokus verloren haben. Unser Bewusstsein ist ein Speicherort für unsere komplette Geschichte. Jede Zelle kennt jedes Detail, und das kann erschlossen werden, wenn du dich deiner Existenz annäherst, die immer Körper, Geist und Seele umfasst. Manchmal werden wir durch Probleme, gleich welcher Art, genau dazu aufgefordert. Wenn wir uns dann für die Möglichkeit öffnen, dass unsere Seele mehr als einmal die Erfahrung eines irdischen Lebens macht, öffnet sich die Tür zu einer wahren Schatzkiste.

Moderne Theorien rund um die Quantenheilung können ein guter Ausgangsort für deine Expeditionen in die spirituelle Welt sein, ebenso die Erkenntnisse der Epigenetik. Es gibt ernst zu nehmende Untersuchungen, die davon ausgehen, dass bestimmte Ereignisse in der Geschichte von Menschen nachweisbare Auswirkungen auf die Generation der Enkel und Urenkel haben, besonders im Zusammenhang mit dem Zweiten Weltkrieg. Einerseits sind diese Berichte sehr bodenständig, andererseits führen sie in eine Welt, die bis dato als esoterisch oder – eben milde formuliert – als spirituell angesehen wird. Wo aber ist die Grenze? Gibt es eine?

Im Laufe der letzten Jahre habe ich viele Menschen durch das eine oder andere Leben geführt. Immer wieder zeigen sich die gleichen Bilder, unabhängig davon, welche Geschichte der Auslöser für den Wunsch nach einer Rückführung war. Der Übertritt vom Leben in den Tod gestaltet sich in meiner Erfahrungswelt immer ähnlich, ja, fast schon gleich. So habe ich für mich die Gewissheit gefunden: Wir sind wirklich zutiefst spirituelle Wesen, die sich für diese Zeit auf Erden nur eins wünschen: so viel Liebe wie möglich zu erfahren und dadurch die größtmögliche Entwicklung in diese Richtung zu erreichen. Selbst, wenn der Weg dorthin nicht immer voller Liebe und Wertschätzung gegenüber dem Leben ist, die wir uns doch so sehr wünschen. Eine körperliche oder seelische Krise kann immer eine Chance sein auf dem Weg unserer persönlichen Evolution, niemals eine Strafe. Menschen, die versuchen, dir so etwas überzustülpen, vergessen, dass unser Körper angreifbar ist. Ebenso fehlt ihnen die Einsicht, dass uns aus menschlicher Sicht der Blick für das Ganze fehlt. Gott – wie auch immer dein Bild von ihr oder ihm ist – ist einfach nur Liebe und hat es schlicht nicht nötig, uns durch den Fleischwolf zu drehen. Das bekommen wir ganz allein hin.

Wenn du eine Neuorientierung oder eine Gemeinschaft suchst, mit der du deine spirituellen Anteile intensiver leben willst, ist das sicher eine gute Sache. Ich kann dir nur dazu raten, verschiedene Bücher zu diesem Thema zu lesen oder auch Seminare zu besuchen. Beobachte Menschen in ihrem Verhalten. Spüre genau hin, und sei so frei, auch wieder zu gehen. Die Anbindung an meine geistige Heimat, an das, was ich als Spiritualität bezeichne, ist eine tiefe Verbundenheit zu meinem Ursprung. Diese Verbindung ist – so glaube ich – so individuell, wie sie nur sein kann.

Mein Wunsch für dich ist: Finde den Raum der Heilung wieder. Es kann ein Berggipfel sein, der dich spüren lässt, wer du wirklich bist, oder dein Platz inmitten deiner Familie, an dem du plötzlich deine Verbundenheit mit dieser Welt fühlen kannst. Damit du diesen Ort für dich und in dir selbst wiederfinden kannst, braucht es Stille, einfach Ruhe. Nur dann kannst du hören, was zu tun ist, damit du deinem Ziel der Seele näherkommen kannst. Denn spirituell zu sein, heißt nicht, alles abzugeben und Däumchen zu drehen. Es bedeutet: hinhören, Aufträge annehmen und loslassen, was nicht in deiner Macht zur Veränderung steht.

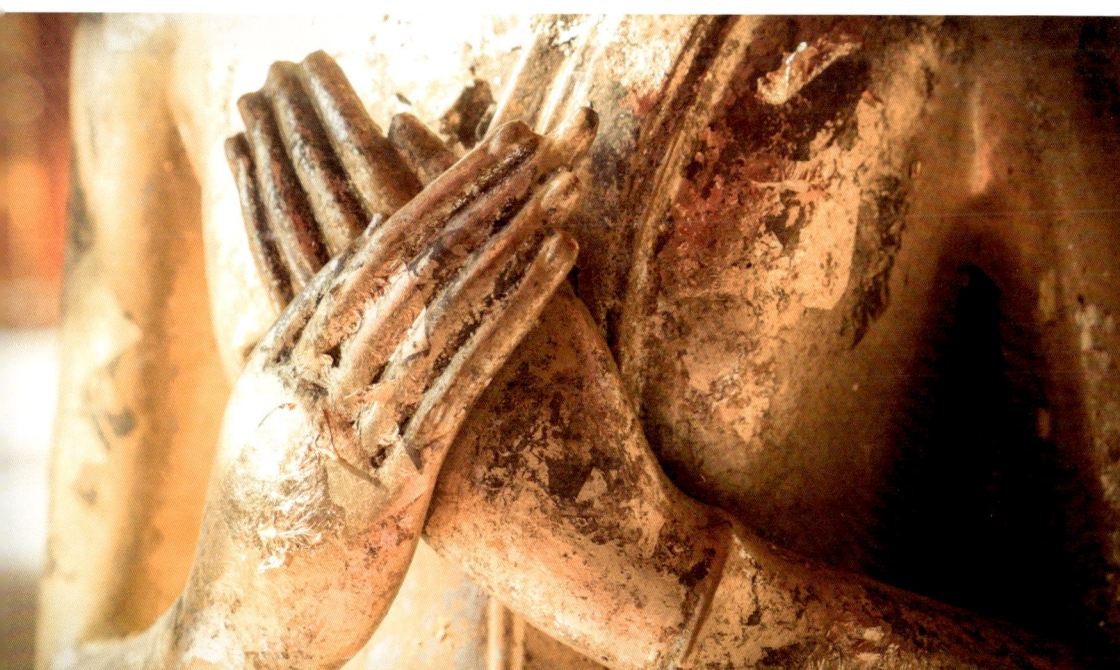

Wage nicht nur den Blick
über die Grenze,
überschreite sie!

Vielleicht hast du schon einmal davon gehört: Die Grenzen der Nationalparks Bayerischer Wald und Böhmerwald waren vor über dreißig Jahren
noch Teil des Eisernen Vorhangs, also der Grenze zwischen der Bundes-
republik Deutschland und der damaligen Tschechoslowakei, heute
Tschechien. Forscher haben festgestellt, dass Hirsche, die sie mit Sendern
ausgestattet haben, diese alte Grenze noch respektieren. Die Tiere wandern nur bis an die Stelle, an der sie bis zum Mauerfall auf Stacheldraht
gestoßen waren. Diesen Sperrbereich gibt es schon lange nicht mehr, und
dennoch lassen die Hirsche sich von inneren Grenzen aufhalten.

Bist du wie die Hirsche in den Nationalparks Bayerischer Wald und
Böhmerwald? Respektierst du Grenzen, die es nicht mehr gibt? Wenn
du eine schwere Krise wie eine Krebserkrankung überstehen musst
oder sie bereits gemeistert hast, ahnst du sicher, welche Grenzen ich in
Bezug auf dich als Mensch im Blick habe. So viele Grenzen bilden sich
in unserem Leben, weil wir ungefragt Dinge übernehmen, die andere als
»wahr«, »gut« und »richtig« befunden haben. Das mag vielleicht richtig
sein für diese Menschen, aber ist es das auch für dich?

Wenn du dein Leben betrachtest, gibt es sicher die eine oder andere Stelle, an der du längst neue Ansichten und Haltungen über das, was damals vor sich ging, entwickelt hast. Je nachdem, können diese Ansichten ganz nah oder relativ weit von dem entfernt sein, was deine Wurzeln dir über das Leben beigebracht haben. Es kann durchaus sein, dass durch Missverständnisse, Interpretation und innere Zensur weitere Grenzen in deinem Kopf entstanden sind. Wäre jetzt nicht der beste Zeitpunkt, diese Dinge einmal auf den Prüfstand zu stellen? Könnte es sein, dass so manche innerliche Zonengrenze nicht mehr existiert?

Das heißt in erster Linie einmal: Nimm dir die Zeit und den Raum, um alles, was dich tagtäglich beschäftigt, in Ruhe zu betrachten. Ich meine damit alles, was dich berührt, traurig oder ärgerlich macht. Du überprüfst damit, ob diese Dinge tatsächlich deine Themen sind. Es kann sein, dass dich Dinge belasten, die aus einem anderen Blickwinkel lösbar sind. Das hat viel mit Selbstliebe zu tun. Grenzen überschreiten bedeutet aber noch viel mehr. Ein sehr wichtiger und unumgänglicher Punkt: Übernimm die Verantwortung für dein Leben! Es geht nicht anders. Niemand wird die Veränderungen für dich vornehmen. Und es gibt so viele Grenzen – bei manchen winkst du ab und musst lächeln und kannst dir nicht vorstellen, dass das überhaupt eine Grenze sein soll. Andere kennst du sehr wohl, und dir graut davor, sie zu überschreiten.

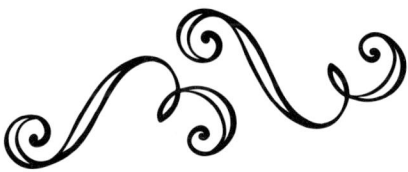

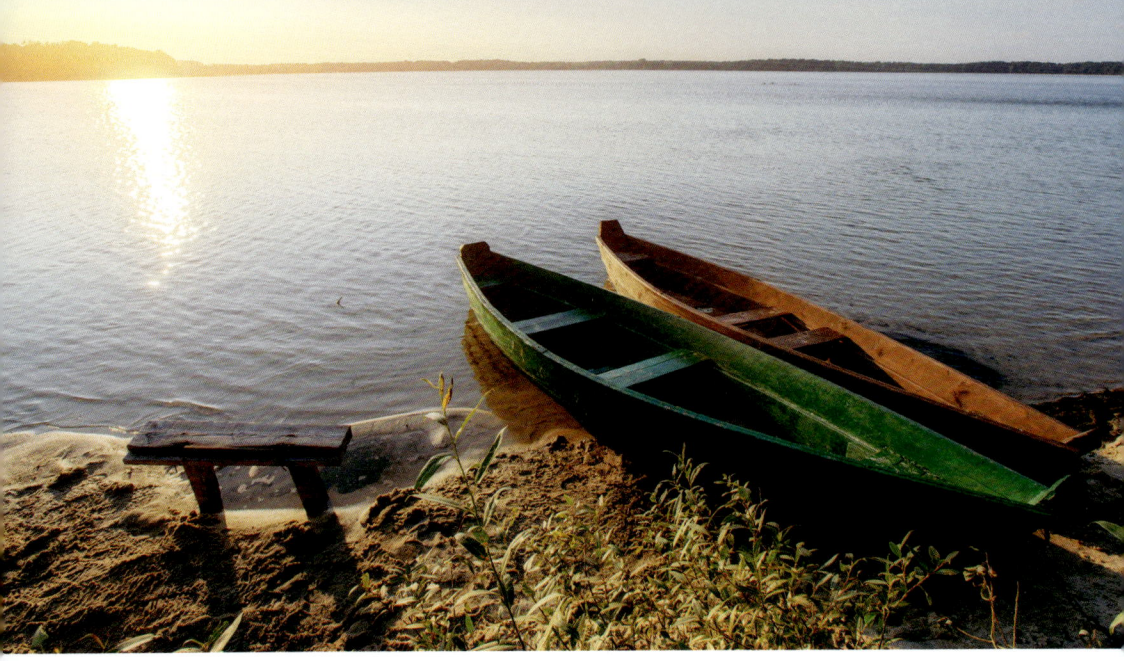

Ein paar Beispiele für das Wort »Grenzen« helfen dir vielleicht, deine eigenen Grenzen, die dir das Leben schwer machen, zu entdecken.

❀ *Ufer* ist ein Grenzbereich, der uns vom festen Boden ins Wasser bringt. Hier ist es unsicher, tief und manchmal dunkel. Der Aufbruch zu einem neuen Ufer bedeutet, das Alte zu verlassen, Unsicherheit hinzunehmen und viel Freude und Glück, wenn das neue Ufer endlich in Sicht ist. Es kann sehr schwer sein, wenn du ein altes, sicheres Ufer verlässt. Doch ich glaube fest daran: Wenn es dich an ein anderes Ufer zieht, ist es das auf jeden Fall wert. Suche dir ein feines Boot, zieh eine Schwimmweste an, und los geht's!

❀ *Barrieren* haben wir viele. So viele Weisheiten, die wir ungefragt glauben. So viele Sätze aus unserem Kinderherz, denen wir immer noch lauschen, und so viel Kummer, der das Ganze noch größer macht. Genug davon! Spüre sie auf, diese Barrieren, diese Hürden, und springe darüber, krabble darunter hindurch, oder wirf sie um. Wie auch immer, diese Barrieren sorgen dafür, dass du deine Talente, deine Gaben nicht leben kannst, und das ist schade. Du bist mit dem, wer und was du bist, ein Segen für diese Welt! Lasse dir nicht erzählen, dass dem nicht so ist! Du musst kein Künstler sein, keine Person des öffentlichen Lebens, kein Chef und auch keine Heldin. Dein Talent kann trotzdem für einen Menschen so wertvoll sein, dass du ihm das Leben vereinfachst oder erst lebenswert machst. Ein gutes Wort zur rechten Zeit, ein feines Gefühl für Farben, Genauigkeit in der Buchführung, ein achtsamer Umgang mit dir selbst, ein Leuchtturm sein für andere. Was ist deine Gabe, die sich hinter einer Barriere aus Irrelevanz, mangelnder Wertschätzung oder Angst verbirgt?

❀ *Schallmauer,* was für ein schönes Wort für eine Grenze. Ist sie doch sehr real, wenn es über unseren Köpfen einen lauten Knall gibt. Kennst du deine persönliche Schallmauer? Was wäre ein großer Herzenswunsch von dir, für den du dich in Bewegung setzt? Endlich alle Ufer, Hürden, Barrieren, Mauern, Zäune, Limits, Hemmnisse und was noch alles hinter dir lässt und deine persönliche Schallmauer durchbrichst?

Es ist enorm wichtig, dass du dir diese Dinge ansiehst. Talente, Gaben und Berufungen tragen den Ruf in sich, der gelebt werden will und muss. Deine Aufgabe ist es, Verantwortung dafür zu übernehmen.

Wenn ich mir die Geschichte von Menschen ansehe, die wirklich ihrem Ruf gefolgt sind, war oft eine große körperliche und seelische Krise der Auslöser für ihren Weg. Das ist mein persönlicher Eindruck. Das tiefe, existenzielle Bewusstsein für die Gnade des Lebens lässt uns dann keine andere Wahl. Der Ruf kann genau so sein, wie du ihn gestaltest. Sei so frei, und suche ihn hinter all den Wörtern für Grenzen. Das entlastet dein System enorm. Denn keine Staumauer kann auf Dauer dem Druck des fließenden Wassers standhalten.

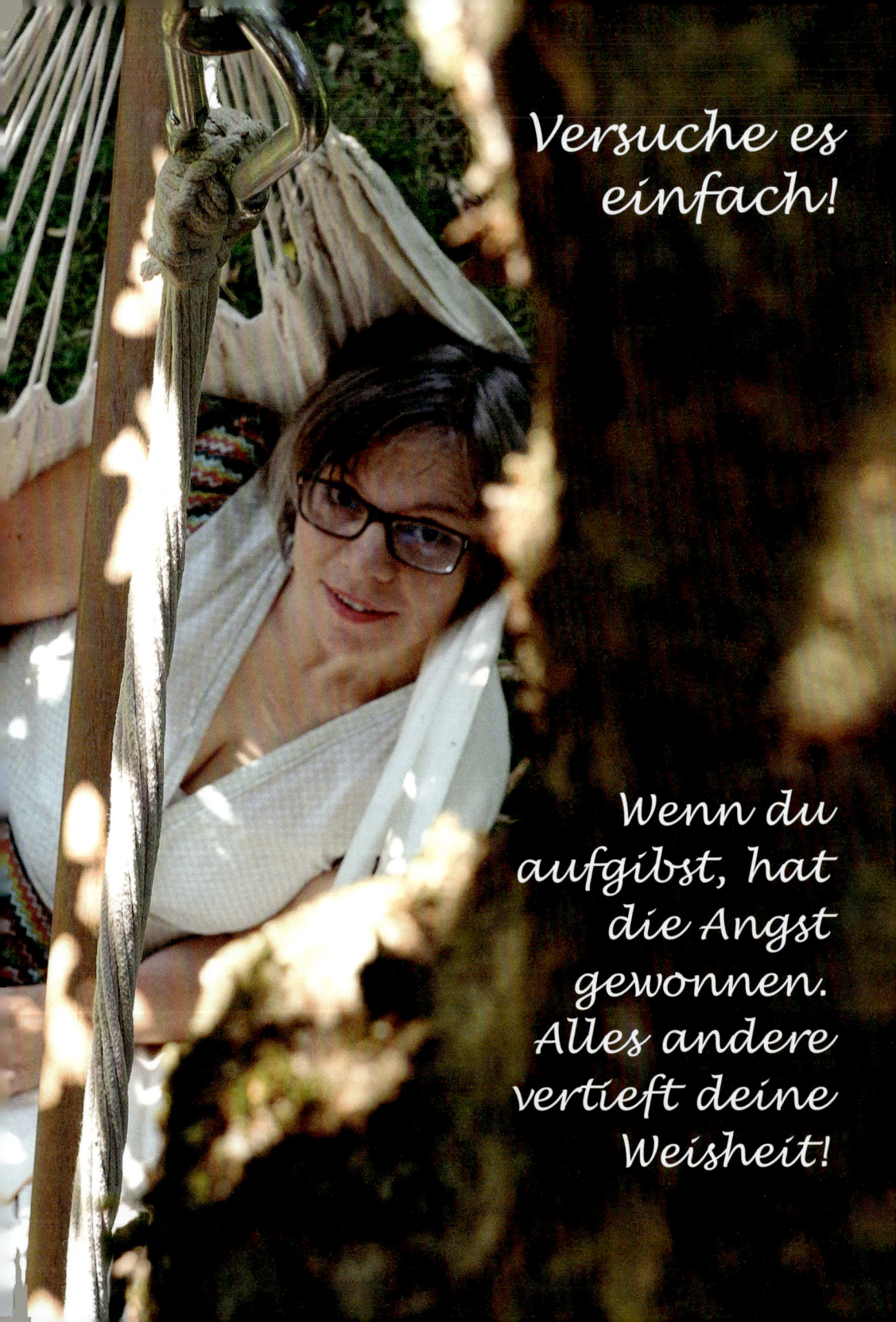

Versuche es einfach!

Wenn du aufgibst, hat die Angst gewonnen. Alles andere vertieft deine Weisheit!

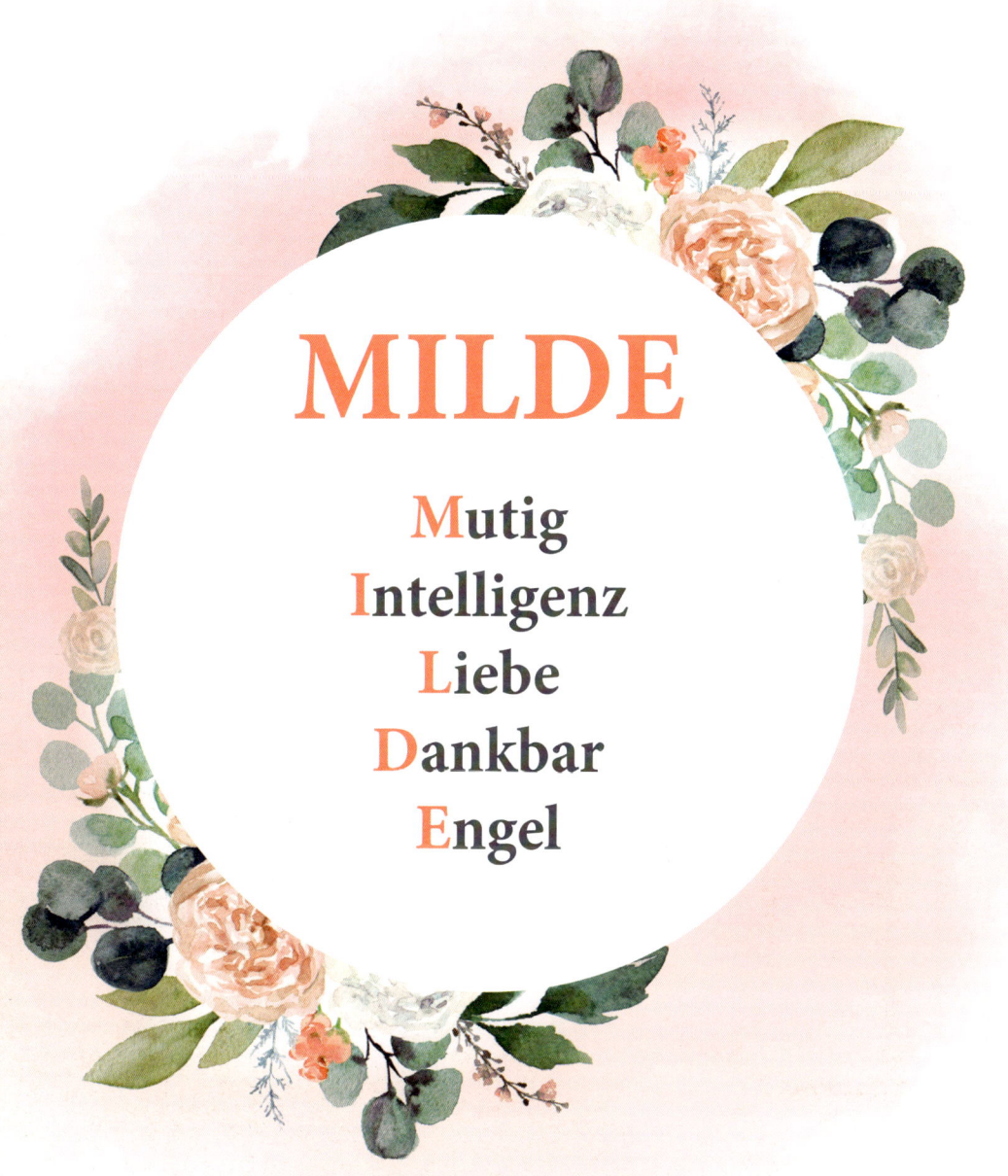

MILDE

Mutig
Intelligenz
Liebe
Dankbar
Engel

*Mutig nutze ich meine Intelligenz,
liebe die schöne Zeit, dankbar
für jeden Engel an meiner Seite.*

Meine Literaturtipps
für dich

Arvay, Clemens G.: Der Biophilia-Effekt. Heilung aus dem Wald. Ullstein Taschenbuchverlag 2016.

Brode, Kristina: Angst als Chance: Diagnose Krebs: Brücken zur Selbstheilung und zu einem neuen Lebensgefühl. Scorpio Verlag 2013.

Dean, Liz: Switchwords. Wie du mit nur einem Wort dein Leben veränderst. Ansata Verlag 2016.

Dietz, Michael: Die Chi-Küche. Energetisch kochen und leben. Schirner Verlag 2015.

Esch, Prof. Dr. med. Tobias: Der Selbstheilungscode. Die Neurobiologie von Gesundheit und Zufriedenheit. Beltz Verlag 2017.

Felber, Ulli: Waldbaden im Jahreskreis: Das Jahr im Rhythmus des Waldes. Schirner Verlag 2018.

Krattinger, Franziska: Ein Wort genügt! ... sich einfach umprogrammieren. Silbewrschnur Verlag 2006.

Rieckmann, Ruth: Kraftsuppen & Essenzen. Heilen und genießen mit den fünf Elementen. NutriTao Verlag 2017.

Weidinger, Dr. med. Georg: Die Heilung der Mitte. Die Kraft der Traditionellen Chinesischen Medizin. Ennsthaler Verlag 2011.

Williams, Anthony: Medical Food. Warum Obst und Gemüse als Heilmittel potenter sind als jedes Medikament. Arkana Verlag 2017.

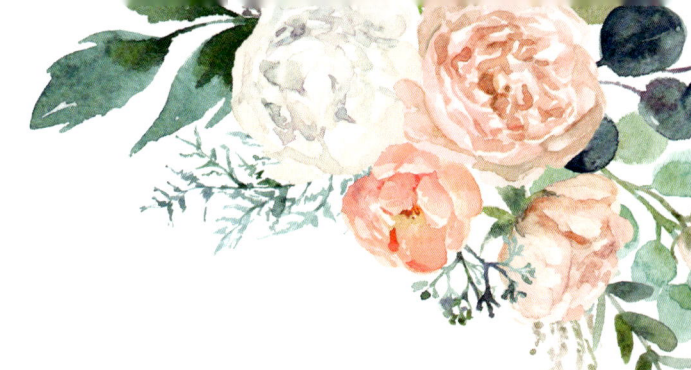

Martina Kahlert

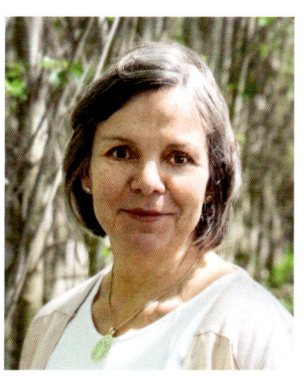

aus dem bayerischen Ruhstorf an der Rott ist Heilpraktikerin für Psychotherapie und ärztlich geprüft in TCM-Diätetik. Schon als Kind war sie hochsensibel und entwickelte ein feines Gespür für Situationen und die emotionalen Zustände ihrer Mitmenschen. Ihre schwere Krebserkrankung 2014 hat ihr einen noch tieferen Zugang zur Weisheit des Lebens eröffnet. Heute sieht sie sich als Mentorin für Menschen in Krisensituationen und hilft ihnen, die inneren Grenzen mit viel Milde neu zu definieren und wieder in die Balance zurückzufinden. Körper, Geist und Seele sieht sie dabei als gleichwertige Partner. In Kursen, Einzelcoachings, Vorträgen, Webinaren und als Autorin gibt Martina Kahlert ihr Wissen und ihre Erkenntnisse weiter.

www.martinakahlert.com

Bildnachweis

Von der Bilddatenbank www.shutterstock.com

Layoutelemente auf allen Seiten: verschiedene Blumenornamente: # 435567226 (©Ramiia Tiugunova), # 234712885 (©Bariskina), # 264837491 (©tatishdesign), # 573473851 (©Nadezhda Molkentin), # 294303305 (©Olga Zakharova), # 464827805 (©S.Noree Saisalam), # 289092644 (©windesign), # 292317653 (©Skorik Ekaterina), # 1005792154 (©VerisStudio), # 1032867733 (©lisima), # 580843969 (©Nadezhda Molkentin); Blumenornament bei den Übungen: # 234572020 (©Bariskina); Aquarellherzen: # 295799810 (©Deathcrush); kurzes Spirallinienornament: # 332094611 (©Kite-Kit); langes Spirallinienornament: # 347642726 (©Eva Kali); Farbstreifen bei den Übungen: # 1549824281 (©Ksenia Stash); bunte Farbkleckse bei den Übungen: # 262364903 (©Gorbash Varvara), # 1484125574 (©Ksenia Stash); Aquarellhintergrund: # 231034633 (©Guz Anna); rosa Farbwolke: # 626116226 (©chyworks); gelbe Farbwolke: # 1421711564 (©Mika Besfamilnaya); blaue Farbwolke: # 1441206020 (©Cute art); Zahlen S. 67–80: # 785362219 (©geen graphy)
S. 1 oben: # 51704134 (©Lana Langlois), unten: # 1019159758 (©Mr.Thanakorn Kotpootorn), S. 3: # 370361396 (©TWStock), S. 9: # 458450224 (©Maria Sem), S. 13:# 173839217 (©Image Point Fr), S. 15: # 432974683 (©goodmoments), S. 17: # 719168629 (©rdonar), S. 20: # 628644200 (©Suwi19), S. 22 oben: # 140526073 (©Eva Kali), S. 25: # 138159545 (©De Visu), S. 27 # 574403899 (©Maria Sem), S. 32: # 1199253817 (©Cristina Conti), S. 40: # 645012832 (©Suwi19), S. 41: # 659602561 (©Evgeny Atamanenko), S. 42: # 1109933021 (©R.Wilairat), S. 47: # 92746561 (©Petar Paunchev), S. 52: # 267646472 (©Karma3), S. 61: # 308814842 (©Svesla Tasla), S. 67: # 117995845 (©PinkPueblo), S. 70: # 178509215 (©Dasha Petrenko), S. 75: # 226100671 (©Africa Studio), S. 76: # 689871862 (©Ansoul), S. 81: # 123836704 (©Olga Lyubkin), S. 83 oben: # 1372961438 (©Lunov Mykola), unten: # 1228448638 (©Marinka_kartinka), S. 87: # 671473225 (©Katika), S. 92: # 290703200 (©Plateresca), S. 93: # 213223357 (©iravgustin), S. 95: # 77252230 (©mcherevan), S. 97: # 290703200 (©Plateresca), S. 103: # 1207216603 (©Song_about_summer), S. 107: # 86262721 (©Imagentle), S. 111: # 1033652404 (©dashtik), S. 112/113: # 671473225 (©Katika), S. 122: # 268418822 (©Mila Supinskaya Glashchenko), S. 127: # 544510270 (©Pressmaster), S. 133: # 712970503 (©tache), S. 135: # 668307886 (©Evgeny Atamanenko), S. 140: # 1476188693 (©Aleksandr Simonov), S. 146/147: # 267193916 (©Nikiparonak), S. 149: # 179726903 (©Gino Santa Maria), S. 153: # 87397307 (©daksel), S. 159: # 533347954 (©surajet.l), S. 162: # 314038835 (©Standret)

Fotos von Martina Kahlert: S. 43, S. 54, S. 59, S. 63, S. 88, S. 164, S. 167